肿瘤心脏病学
真实世界病例索骥

主　编　葛均波　程蕾蕾

副主编　王　妍　陈佳慧　王春晖

复旦大学 出版社

编委会

主编简介

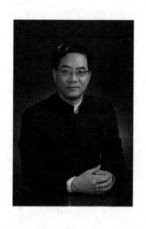

葛均波 教授，博士生导师，中国科学院院士，长江学者。现任中国医师协会心血管分会会长、中国心血管健康联盟主席、复旦大学附属中山医院心内科主任、上海市心血管临床医学中心主任、上海市心血管病研究所所长。长期致力于冠状动脉疾病诊疗策略的优化与技术革新。作为通讯作者发表SCI或SCI-E收录论文490余篇，主译专著1部，主编英文专著1部、中文专著21部。担任《内科学》（第8、9版）、《实用内科学》（第15版）主编。作为第一完成人获得国家科技进步二等奖、国家技术发明奖二等奖等科技奖项10余项，被授予"全国五一劳动奖章""谈家桢生命科学奖"等荣誉称号。

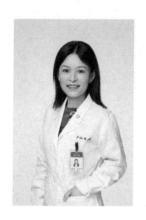

程蕾蕾 主任医师，博士生导师。现任复旦大学附属中山医院科研处副处长、心内科肿瘤心脏病亚专科主任。担任中国医师协会肿瘤心脏病学专业委员会副主任委员、中国抗癌协会整合肿瘤心脏病学分会常务委员及 *Cardio-Oncology* 国际编委等。擅长疑难心血管疾病的诊治和超声诊断。牵头开设华东地区第一个肿瘤心脏病学多学科联合门诊。主持国家自然科学基金面上项目等科研课题26项。作为第一或通讯作者发表论文102篇，其中SCI论文22篇。撰写出版我国第一部肿瘤心脏病学科普书《说句心里话2》等。33项专利获得国家知识产权局授权，21项专利成功转化。荣膺中华医学科技二等奖等多种奖项。

序　言

恶性肿瘤与心血管疾病是目前全球负担最重的两类疾病。随着老龄化加剧，肿瘤合并心血管不良事件发生率日益升高。但由于肿瘤心脏病学（Cardio‐Oncology）为新型交叉学科，心血管科和肿瘤科医生均对其认知不足，很多情况下不能及时发现、诊断与干预。与此同时，肿瘤心脏病诊治对专业性要求较高，需整合心血管内科、肿瘤内科、临床药学及病理学、多模态影像等多学科专业知识。此外，如何将肿瘤心脏病学最新进展融入到具体临床实践过程中，如何在实际工作中综合应用多学科体系知识，也是肿瘤心脏病目前面临的难点和重点。

人命至重，有贵千金。为了解决肿瘤合并心血管病变患者求医的困难，复旦大学附属中山医院率先在华东地区开设了第一个多学科联合门诊（MDT）。经过数年探索努力，这个多学科联合门诊在肿瘤心脏病的临床诊治中积累了丰富的病例，也归纳总结了源于日常的经验心得。为了给心血管科和肿瘤科同道提供帮助与启示，我们团队产生了整理肿瘤心脏病学真实世界病例的想法，在既往出版发行的我国第一部肿瘤心脏病学临床实践总结——《简明肿瘤心脏病学临床指导手册》一书的基础上再接再厉，通过一个个真实临床案例，阐述肿瘤心脏病类型特点、分析多学科诊疗思路、记录实际诊疗过程、凝练交叉学科实践过程中的难点和亮点，从多学科讨论的角度出发，梳理综合诊治的最佳路径。本书是复旦大学附属中山医院肿瘤心脏病团队的心声与呼声，希望能对肿瘤心脏病学临床实践产生积极的推动作用，从多学科角度引导临床医生不断学习，为提高肿瘤心脏病临床诊疗能力夯实基础。

　　本书的编写及顺利出版首先感谢本书的编写组——来自心血管内科、肿瘤内科、药剂科的同事，他们的辛劳付出与精益求精，使得本病例集精彩纷呈、与众不同。感谢本书的审校秘书陈佳慧博士和曾军副主任医师，他们的严谨求实保障了本书的可读性和科学性。感谢瑞阳制药股份有限公司一如既往的学术支持。愿本书伴随我们与各位同行在肿瘤心脏病学诊治和研究领域中不断奋进、勤勉笃行！

葛均波　程蕾蕾

目　录

第三章　肿瘤合并心功能不全

第四章　肿瘤合并冠心病

第五章　肿瘤合并心律失常

第六章　心脏原发肿瘤、心包病变及其他

第一章

免疫检查点抑制剂相关心肌炎

1 眼睑下垂与心肌炎

病 历 摘 要

患者,男,71岁。

主诉:确诊胃腺癌1个多月,眼睑下垂1周。

现病史:患者2019年12月初开始出现腹痛伴胸骨后灼热感。2019年12月28日于外院行胃镜检查示:胃小弯近贲门、胃角、胃体前壁病灶。病理:低分化腺癌,人类表皮生长因子受体2(human epidermal growth factor receptor 2,HER2)阴性。2020年1月5日行正电子发射体层摄影(positron emission tomography,PET)检查示:胃癌伴肝胃间隙淋巴结转移。患者于2020年1月20日行腹腔镜探查:病灶累及浆膜,胃周淋巴结肿大,腹、盆腔未见种植转移。腹腔脱落细胞学阴性。患者入组临床试验:2020年1月23日予以新辅助化疗第一周期,采用卡瑞利珠单抗200 mg + XELOX方案(奥沙利铂联合卡培他滨),2020年2月12日予卡瑞利珠单抗治疗,2020年

2月13日开始针对原发病灶行放疗。患者于2020年2月25日无明显诱因出现双侧眼睑下垂伴水肿、睁眼困难、视物模糊,逐渐加重。四肢肌肉明显酸痛伴乏力。无明显胸闷、气促、心悸等不适。

既往病史:否认高血压、糖尿病、冠心病等病史。否认烟酒摄入史。

专科查体:体温(temperature,T):36.2℃,脉搏(pulse rate,P):82次/分,呼吸频率(respiratory rate,R):18次/分,血压(blood pressure,BP):131/83 mmHg。神清,对答可,双侧眼睑下垂,左侧较重。双肺呼吸音清,未闻及干、湿啰音。心率94次/分,律齐,未闻及病理性杂音。腹部平软,无压痛及反跳痛,肝、肾区无压痛及叩击痛,墨菲征(-),肠鸣音3次/分,移动性浊音(-)。四肢肌力Ⅴ级,肌张力不高,四肢活动可。双下肢无水肿。

辅助检查:暂无。

肿瘤内科医生说

患者诊断为局部晚期胃癌,予以放疗、化疗联合免疫检查点抑制剂新辅助治疗,病程中出现眼睑下垂及肌肉酸痛的表现,考虑神经、肌肉系统均有可能累及,肿瘤或药物导致均有可能。

建议:患者临床表现提示神经、肌肉系统有受累,可完善头颅磁共振成像(magnetic resonance imaging,MRI)和胸、腹、盆腔计算机体层成像(computed tomography,CT)评估目前肿瘤累及情况,完善肌电图及肌酸激酶等检查,明确有无神经肌肉受累。

心内科医生说

患者胃癌放疗、化疗联合免疫治疗后出现眼睑下垂及肌肉酸痛，考虑因使用免疫检查点抑制剂后可能存在肌炎、心肌炎乃至重症肌无力的发生风险。

建议：需排除肌炎、心肌炎可能，可完善心肌酶、转氨酶、肌酸激酶、心电图（electrocardiogram，ECG）、超声心动图（ultrasonoccardiography，UCG）、心脏 MRI 检查。

临床药师说

患者新辅助治疗期间出现眼睑下垂及肌肉酸痛，与仅使用一次的 XELOX 方案中奥沙利铂急性神经毒性临床表现外周神经感觉异常或障碍，包括急性喉痉挛、手指或脚趾感觉迟钝、手指或脚趾强直性肌肉收缩等不符。根据诺氏药物不良反应评估量表评估，本例患者得分为 7 分，考虑很可能为卡瑞利珠单抗所致免疫相关性不良反应（immune-related adverse event，irAE）。由于免疫相关性心肌炎患者易伴有神经和肌肉相关的 irAE，建议完善相关检查，鉴别是否有同时合并免疫相关性心肌炎的可能。

临床诊疗经过

根据以上综合会诊意见，患者继续完善相应检查。

心肌标志物：心肌肌钙蛋白 T（cardiac troponin T，cTnT）：0.507 ng/ml；氨基末端 B 型利钠肽前体（N-terminal pro bran natriuretic peptide，NT‐proBNP）：75.5 pg/ml；肌酸激酶（creatine kinase，CK）：3 060 U/L；肌型肌酸激酶同工酶（CK‐MM）：2 948 U/L。

肝功能：丙氨酸氨基转移酶（alanine aminotransfease，

ALT)：121 U/L；天冬氨酸氨基转移酶（aspartate transaminase，AST）：147 U/L；乳酸脱氢酶（lactic dehydrogenase，LDH）：78 U/L。

甲状腺功能：正常。

垂体激素：正常。

ECG：频发房性早搏、完全性右束支传导阻滞、ST 段改变（图 1-1）。

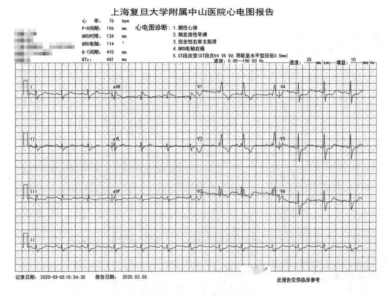

图 1-1　患者 ECG

UCG：未见明显异常，左心室射血分数（left ventricle ejection fraction，LVEF）：61%。

心脏 MRI：左心室前壁少许水肿伴延迟强化。

肌电图：肌源性损害。

头颅 MRI：少许腔梗灶。

眼球 MRI：双侧视神经轻度炎症（图 1-2）。

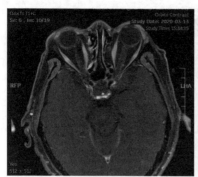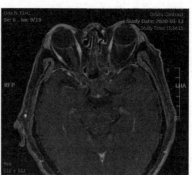

图 1-2　患者头颅 MRI

　　患者进一步检查结果提示为自身免疫性心肌炎、免疫性肌炎、视神经炎，考虑为免疫检查点抑制剂所致。予以甲泼尼龙 500 mg 3 天、丙种球蛋白 25 g 5 天、联合保肝、营养心肌、营养神经等治疗。患者复测 cTnT 及 CK 显示持续下降，予以甲泼尼龙减量撤退：240 mg 3 天→120 mg 3 天→80 mg 3 天→60 mg 3 天→50 mg，后续改为泼尼松龙 50 mg 口服。

病例亮点及难点

　　此例病例难点在于诊断。患者使用免疫检查点抑制剂期间出现眼睑下垂及肌肉酸痛，此症状首发，临床较难与自身免疫性心肌炎相联系，会导致患者被误诊。目前诊疗中发现，自身免疫性心肌炎发病时会合并肌肉及神经受累，临床会同时发生肌肉酸痛和眼睑下垂的临床表现。对于有免疫检查点抑制剂使用病史以及发生上述症状的患者需警惕，应完善相关检查并密切随访。

（王　妍）

② 又是眼睑下垂的心肌炎

病 历 摘 要

患者,男,67 岁。

主诉:确诊肝癌 3 年,胸闷、全身乏力 10 天。

现病史:患者 2017 年 12 月体检发现肝占位,于我院行肝右叶特殊肝段切除术。术后病理结果示:(特殊肝段)肝细胞肝癌,Ⅲ级,脉管内见癌栓,癌组织侵犯肝被膜,肝切缘未见癌累及,周围肝组织未见结节性肝硬化。免疫组化:程序性死亡蛋白配体-1(programmed death ligand-1, PD-L1)(肿瘤 20%＋,间质－)。患者术后未予辅助治疗。患者 2018 年 12 月 1 日于外院检查 CT 发现右侧肾上腺区占位,考虑转移,遂于 12 月 6 日在我院行右侧肾上腺切除＋复杂肠粘连松解术。术后病理结果示:(右肾上腺)肝细胞肝癌,Ⅲ级,结合免疫组化及病史,符合肝细胞肝癌转移。2021 年 3 月 22 日我院 PET/CT 示:肝脏恶性肿瘤伴右肾上腺转移综合征治疗后病例。参考 2020 年

11 月 1 日外院 PET/CT 图像并大致比较：右侧肾上腺术区及肝内多发肿瘤复发转移伴门脉癌栓，毗邻胆囊受侵，肝门区淋巴结转移，两肺转移，较前进展（图 2-1）。故于 2021 年 3 月 26 日开始予仑伐替尼 8 mg qd 联合卡瑞利珠单抗 200 mg d1 治疗。2021 年 4 月 14 日行第 2 周期治疗。患者 2021 年 5 月 4 日左右开始出现胸闷、气促、乏力，右侧面部不适，转头、张嘴、咬合费力，颈肩部有沉重感，予以仑伐替尼减半。2021 年 5 月 7 日出现眼睑下垂、视物模糊，左右视时视物模糊加重。此次来院拟行第 3 次免疫治疗，发现肝酶、心肌标志物升高，遂至肿瘤心脏病 MDT 门诊就诊。

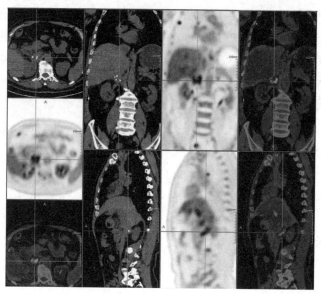

图 2-1　患者 PET/CT

既往病史：否认高血压、糖尿病、心脏病等病史。否认心血管病家族遗传史。有乙型肝炎史20年。否认结核等传染病史。

专科查体：BP：120/80 mmHg，神清，气平，营养中等。双眼睑下垂，左侧眼裂6 mm，右侧眼裂5 mm，左侧上睑位于瞳孔中间（3～9点水平），右侧上睑位于瞳孔下缘偏上（5～8点水平），上睑下垂疲劳试验阳性，双上眼睑被动抬起后，患者视力可，眼球各向运动到位，未及眼震，双侧瞳孔等大，直径3 mm，对光灵敏。额纹对称，鼓腮示齿完成可，伸舌居中，颈软，无抵抗，抬头肌力3级。双肺呼吸音清，未及干、湿啰音。心界不大，心率80次/分，律齐，无杂音。腹部平软，无压痛及反跳痛，肝、脾肋下未及。双下肢不肿，四肢肌力5级，肌张力不高，四肢腱反射（＋＋），病理征未引出，四肢针刺觉对称，双手指鼻稳定。

辅助检查：

心肌标志物（2021－3－26）：cTnT：0.008 ng/ml；NT‐proBNP：66.7 pg/ml。

心肌标志物（2021－4－14）：cTnT：0.032 ng/ml；NT‐proBNP：36.9 pg/ml。

心肌标志物（2021－5－11）：cTnT：0.381 ng/ml；NT‐proBNP：51 pg/ml。

肝功能（2021－5－11）：ALT：237 U/L；AST：606 U/L。

甲状腺功能（2021－5－11）：游离甲状腺素（free thyroxine，FT4）：15.6 pmol/L；促甲状腺激素（thyroid-stimulating hormone，TSH）：2.84 μIU/mL。

肾上腺皮质功能：促肾上腺素皮质激素（adrenocorticotropic hormone，ACTH）（随机）：152 pg/ml；皮质醇（随机）：242 nmol/L。

心肌标志物（2021－5－13）：cTnT：0.245 ng/ml；NT－proBNP：441 pg/ml。

ECG（2021－5－13）：正常。

UCG（2021－5－13）：静息状态下未见异常，LVEF：68%。

肿瘤内科医生说

该患者肝细胞肝癌病理诊断明确，目前出现肝内复发和肾上腺转移，无根治机会，以姑息治疗为主。在肝癌的姑息治疗中，目前免疫联合疗法已成为肝癌一线标准治疗方案。联合疗法包括免疫＋抗血管生成药物、免疫＋酪氨酸激酶抑制剂（TKIs）、免疫＋免疫、免疫＋局部治疗。该患者使用2周期免疫联合抗血管治疗后，出现乏力、胸闷、肌肉酸痛、眼睑下垂等症状，结合实验室心肌标志物、肌酶、肝酶升高证据，临床诊断为免疫相关心肌炎合并肌炎、神经炎和肝炎。可考虑进一步完善心脏MRI检查，明确目前炎症水肿的心脏累及范围。该患者多系统受累，临床症状明显，激素冲击治疗基础上建议加用丙种球蛋白治疗。

心内科医生说

患者肝细胞肝癌复发、肾上腺转移，2021年3月26日开始予仑伐替尼 8 mg qd 联合卡瑞利珠单抗 200 mg d1 治疗,第 3 周期治疗前出现胸闷、乏力症状,面部不适,转头张嘴咬合乏力和颈肩部有沉重感,检查发现心肌标志物升高,肝酶升高,甲状腺功能和肾上腺皮质功能正常。专科体检发现双眼睑下垂,疲劳试验阳性,抬头肌力 3 级。结合症状及检查结果,诊断为 irAE,免疫性心肌炎合并免疫相关性肝炎、肌炎、神经炎,给予甲泼尼龙 2 mg·kg⁻¹·d⁻¹ 及丙种球蛋白治疗,同时给予血管紧张素 Ⅱ 受体拮抗剂(angiotensin receptor blocker,ARB)和 β 受体阻滞剂治疗,可进一步完善肌电图和神经系统相关检查,密切观察症状、体征和心肌标志物、肝酶变化。

临床药师说

患者姑息治疗期间出现胸闷、气促、眼睑下垂、视物模糊及肌无力症状,与仑伐替尼不良反应和肝细胞癌进展临床表现不符。根据诺氏药物不良反应评估量表评估,本例患者得分为 7 分,考虑很可能为卡瑞利珠单抗所致多系统 irAE。由于免疫相关性心肌炎患者易伴有神经和肌肉相关 irAE,建议完善相关检查,鉴别是否同时合并其他系统不良反应。免疫相关性肝炎的诊断需先排除原发性肿瘤相关性可能,明确各系统不良反应分级程度后,可以制订相应的诊疗方案。

临床诊疗经过

根据患者症状及 cTnT、肌酶和肝功能改变,考虑免疫治疗相关性心肌炎、肝炎、肌炎、神经炎。2021 年 5 月 13 日起予甲泼尼龙 120 mg qd 静滴冲击,丙种球蛋白 0.4 g/kg qd 静滴 5 天,曲美他嗪 35 mg bid 口服、替米沙坦 40 mg qd 口服、卡维地洛 5 mg bid 口服、螺内脂 20 mg qd 口服、辅酶 Q10 20 mg tid 口服以营养心肌,溴比斯的明 30 mg tid 口服以改善肌无力。

心肌标志物（2021 - 5 - 14）：cTnT：0.149 ng/ml；NT - proBNP：312 pg/ml。CK：1 928 U/L；混合型肌酸肌酶同工酶（CK - MB）：141 U/L；CK - MM：1 787 U/L。

心肌标志物（2021 - 5 - 15）：cTnT：0.158 ng/ml；NT - proBNP：224 pg/ml。CK：1 907 U/L；CK - MB：151 U/L；CK - MM：1 756 U/L。

肝功能（2021 - 5 - 15）：ALT：200 U/L；AST：302 U/L。

心肌标志物（2021 - 5 - 17）：cTnT：0.132 ng/ml；NT - proBNP：536 pg/ml。可溶性生长刺激表达基因蛋白 2（soluble growth STimulation expressed gene 2，sST2）：54.1 ng/ml。

病例亮点及难点

该患者诊断为晚期肝细胞肝癌，姑息一线采用免疫检查点抑制剂联合抗血管多靶点酪氨酸激酶抑制剂治疗，治疗 2 周期后出现胸闷、乏力、肌力下降及眼睑下垂的临床表现。该患者进一步完善实验室检查显示心肌标志物、肌酶及肝酶升高，考虑患者为心肌炎合并肝脏、肌肉系统受累，根据《免疫检查点抑制剂相关心肌炎监测与管理中国专家共识（2020 版）》评估为临床重症型心肌炎，需尽快给予冲击剂量激素联合丙种球蛋白等其他药物治疗，用药过程中密切随访心脏损伤生物标志物变化。

（施根灵）

3 新辅助免疫治疗后 cTnT 升高能手术吗

病历摘要

患者,男,71岁。

主诉:确诊胃癌8月余,发现心肌标志物升高3个月。

现病史:患者2020年8月起出现进食硬质食物时梗噎不适伴嗳气,不伴腹痛、烧心、反酸、恶心、呕吐、呕血、黑便。2020年8月10日至当地医院就诊,胃镜示:贲门浸润性溃疡病灶,表面附有污苔。病理结果示:(贲门)中分化腺癌。患者至我院就诊,2020年8月17日我院腹部增强CT示:贲门-胃底占位,伴周围肿大淋巴结,累及膈肌。2020年8月19日行PET/CT示:贲门恶性肿瘤侵犯周围脂肪间隙及膈肌,贲门旁淋巴结转移。我院病理切片会诊示:(贲门)腺癌,分化中等(Lauren分型肠型)。*HER2*(-)。2020年8月24日我院行腹腔镜探查示:无腹水,腹盆腔未见明显转移灶。肝脏外观无特殊，结肠系膜根部、大网膜未见种植转移结节。肿块位于贲门胃体靠后壁，直径约 5 cm，质硬，活动度尚可，侵犯膈肌角，胃小弯侧见明显肿大淋巴结。患者于 2020 年 8 月 26 日行新辅助化疗第 1 周期卡瑞利珠单抗 200 mg ＋ XELOX 方案化疗，于 2020 年 9 月 16 日、2020 年 10 月 9 日、2020 年 10 月 30 日、2020 年 11 月 27 日行卡瑞利珠单抗 200 mg 单药治疗 4 个疗程，同步针对原发灶和淋巴结引流区新辅助放疗 50 Gy/25 Fx。2020 年 11 月 5 日行术前第 2 周期 XELOX 方案新辅助化疗。患者 2020 年 12 月 3 日出现发热，伴寒战，体温最高 39℃，伴轻微咽痛、咳嗽、咳黄脓痰，纳差。我院胸部 CT 示(2020 - 12 - 5)：胃恶性肿瘤病例，两肺散在慢性间质性炎症伴纤维化，两侧胸腔少量积液伴两下肺不张。我院呼吸科会诊后考虑间质性肺炎，予美罗培南 1 g q8 h、甲泼尼龙 40 mg q12 h 治疗，症状逐渐好转。后改为口服醋酸泼尼松龙并逐渐减量，患者口服醋酸泼尼松龙减量至 15 mg 时出现心肌标志物升高，cTnT(2021 - 1 - 8)：0.038 ng/mL；NT - proBNP：37.4 pg/mL。心脏 MRI(2021 - 1 - 20)：左心室心肌散在水肿伴少许延迟强化，心肌炎可能，室间隔基底段稍增厚。患者 cTnT 升高未予特殊处理，密切随访。病程中 cTnT 最高 0.071 ng/mL。cTnT(2021 - 3 - 30)：0.059 ng/ml。复查 CT 提示肿瘤较前缩小。目前该患者原发肿瘤控制可，拟行胃癌根治术治疗。

既往病史：

有高血压病史，目前血压控制可。否认心脏病、糖尿病等病史。否认肝炎、结核等传染病史。否认手术史及外伤史。

专科查体：心率 85 次/分，律齐，双肺呼吸音粗，双下肢无水肿。

辅助检查：

ECG(2021 - 1 - 19)：窦性心动过速；肢体导联低电压；Ⅱ、Ⅲ、aVF 导联 Q 波>同导联 R/4(图 3 - 1)。

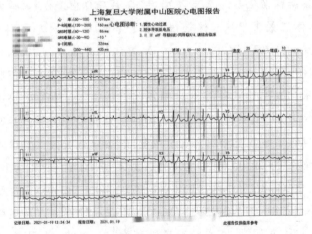

图 3 - 1　患者 ECG

心脏 MRI(2021 - 1 - 20)：左心室心肌散在水肿伴少许延迟强化，心肌炎可能，室间隔基底段稍增厚。

UCG(2021 - 3 - 19)：左心房增大；主动脉瓣钙化，轻度主动脉瓣反流；LVEF：65%。

心肌标志物(2021-3-30):cTnT:0.059 ng/mL；NT-proBNP:29.6 pg/ml。

胸部 CT(2021-1-11):两肺间质性炎症,两下肺大泡(图3-2)。

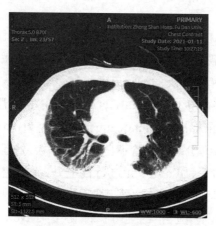

图3-2 患者胸部 CT

腹、盆腔增强 CT(2021-1-11):贲门恶性肿瘤治疗后,病灶及灶周淋巴结均较前(2020-11-24)缩小。

肿瘤内科医生说

该患者为局部晚期胃癌,参加临床试验,予以新辅助免疫联合放化疗治疗。患者新辅助治疗效果可,复查 CT 肿瘤较前缩小,可考虑行胃癌根治术。患者新辅助免疫治疗过程中出现免疫性肺炎,予以激素冲击治疗后好转。但是患者在激素减量及撤退过程中发生免疫性心肌炎。激素使用过程中发生免疫性心肌炎在临床上较为罕见,考虑患者仍在口服激素,cTnT升高未超过正常值3倍,未予特殊干预,密切随访心肌标志物变化。目前该病患者激素已经撤退完毕,复查胸部CT免疫性肺炎基本吸收,可考虑复查心脏MRI,若心肌炎好转,可考虑行胃癌根治术。

心内科医生说

这是一例在新辅助免疫治疗过程中出现免疫性肺炎,激素治疗过程中又出现免疫性心肌炎的患者。患者之前激素的使用和撤退主要依据免疫性肺炎的治疗流程。其心肌炎症状隐匿,cTnT持续轻度上升,最高0.071 ng/ml,NT-proBNP正常水平,根据不良反应通用术语标准(common terminology criteria for adverse events,CTCAE)分级心血管不良反应为1级,处理上停用相关药物,在密切随访下,如cTnT无进行性上升,无需应用激素。患者目前无胸闷、呼吸困难症状,UCG提示室壁活动未见异常,LVEF:65%。美国纽约心脏病协会(New York Heart Association,NYHA)心功能分级为Ⅰ级。现经过新辅助免疫治疗后,外科准备行胃癌根治术,术前建议完善冠状动脉计算机体层血管成像(computed tomography angiography,CTA),进一步规避冠状动脉病变风险。

临床药师说

根据诺氏药物不良反应评估量表评估,本例患者免疫相关性肺炎/免疫相关性心肌炎得分分别为7分和4分,考虑卡瑞利珠单抗的不良反应相关性分别为很可能和可能。免疫相关性心肌炎发生时间通常早于其他器官免疫不良反应,该患者心肌炎发生时间晚于肺炎,且在激素治疗过程中出现,但该患者免疫性肺炎使用激素治疗剂量不高,同时撤退也较快,是否可以判断为激素抵抗型心肌炎证据不足。患者心肌炎诊断明确,但鉴于临床表现不明显,暂可以不采用其他治疗手段。如果后续出现病情加重,可以考虑使用激素大剂量冲击治疗,或使用丙种球蛋白、抗胸腺球蛋白等其他治疗。待心肌炎好转,且排除其他基础心血管疾病致手术潜在风险后,可行择期手术治疗。

临床诊疗经过

该患者进一步完善检查。

冠状动脉 CTA(2021-4-7):冠状动脉三支斑块伴管腔轻中度狭窄。

腹、盆腔 CT(2021-4-8):贲门恶性肿瘤治疗后,病灶及灶周淋巴结较前(2021-1-11)缩小。

心脏 MRI 平扫+增强(2021-4-8):左心室局部心肌水肿伴延迟强化,符合心肌炎改变。

该患者于 2021 年 4 月 9 日行胃癌根治术+淋巴结清扫术,术后病理(2021-4-19):(全胃)巨检病变区全部取材,胃壁全层显著纤维化,符合治疗后改变,未见明确肿瘤残留。淋巴结共 0/5(+)。患者后续检测心肌标志物 cTnT 稳定于 0.07 ng/ml 左右,无临床症状及体征,术后继续予以泼尼松 10 mg 口服。患者术后病理完全缓解,未予辅助治疗,定期随访。

病例亮点及难点

该患者使用免疫检查点抑制剂抗肿瘤治疗后,出现免疫检查点抑制剂相关免疫性肺炎,在口服激素过程中心肌标志物升高,心脏 MRI 明确诊断为心肌炎。冠状动脉 CTA 示冠状动脉三支斑块伴管腔轻中度狭窄,临床考虑为免疫性心肌炎。激素治疗过程中出现免疫性心肌炎,临床上较为少见。根据《免疫检查点抑制剂相关心肌炎监测与管理中国专家共识(2020版)》,该患者心肌炎评估为G1(日常活动无症状或其他原因可以解释的症状,仅有心脏损伤标志物异常或ECG异常),为稳定的亚临床心肌损伤,并且患者有免疫性肺炎,已经予以激素口服,故未予特殊干预,密切随访。

（陈　洁）

4 心肌炎需要激素治疗吗

病 历 摘 要

患者,男,46 岁。

主诉:确诊肝恶性肿瘤 5 个月余,发现心肌标志物升高 1 周。

现病史:2020 年 11 月患者在外院体检发现肝占位,于 2020 年 12 月至我院就诊。患者上腹部增强 MRI(2020 - 12 - 26):肝脏巨块结节恶性肿瘤,肝硬化伴多发硬化或坏死结节,门脉高压伴脾肾分流、脾大、少量腹水。结合患者慢性乙型肝炎病史,临床诊断为肝细胞肝癌。患者于 2021 年 1 月 5 日行第 1 周期治疗:仑伐替尼 12 mg d1~d21 + 信迪利单抗 200 mg d1 q3w。患者治疗后于 2021 年 1 月 28 日出现高热,经检查诊断为肝脏肿瘤破裂出血(图 4 - 1),立即停用抗肿瘤治疗,同时予以对症处理,病情逐渐稳定。2021 年 2 月 22 日予信迪利单抗 200 mg

第 2 周期治疗,2021 年 3 月 17 日行第 3 周期信迪利单抗 200 mg 联合仑伐替尼 12 mg 治疗。2021 年 4 月 7 日患者欲行第 4 周期治疗入院,入院常规检查发现心肌标志物升高,cTnT(2021 - 4 - 8):0.060 ng/ml;CK - MB 质量:0.6 ng/ml。现为求进一步诊治,遂至肿瘤心脏病学 MDT 门诊就诊。

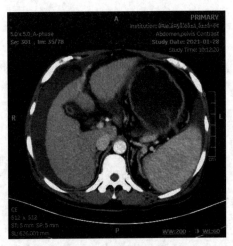

图 4-1 患者腹部 CT

既往病史:有 2 型糖尿病、慢性乙型肝炎病史。否认冠心病、高血压等其他慢性病史。否认结核等其他传染病史。否认手术、外伤史。否认药物、食物过敏史。

专科查体:T:36.8℃,P:76 次/分,R:18 次/分,BP:140/92 mmHg。神清,全身皮肤无黄染,无肝掌、蜘蛛痣。全身浅表淋巴结无肿大,巩膜无黄染,一般情况可。双肺呼吸音低,未及干、湿啰音。心率 76 次/分,律齐,未及明显杂音。腹软,肝、脾肋下未及,肝、肾区无叩击痛,无压痛及反跳痛,双下肢无明显水肿。

辅助检查:

心肌标志物(2020 - 12 - 31):cTnT:0.012 ng/ml;NT - proBNP:122.0 pg/ml。

心肌标志物(2021 - 3 - 16):cTnT:0.016 ng/ml;CK - MB 质量:0.7 ng/ml。

甲状腺功能(2021 - 1 - 24):三碘甲状腺原氨酸(thriidothyromine, T3):1.2 nmol/L;甲状腺素(thyroxine,T4):55.7 nmol/L;游离三碘甲状腺原氨酸(free thriidothyromine,FT3):2.9 pmol/L;FT4:11.9 pmol/L;TSH:6.040 μIU/ml。

甲状腺功能(2021 - 3 - 16):T3:1.4 nmol/L;T4:74.1 nmol/L;FT3:3.7 pmol/L;FT4:11.0 pmol/L;TSH:5.630 μIU/ml。

UCG(2021 - 1 - 25):极少量心包积液,LVEF:68%(图 4 - 2)。

ECG(2020 - 12 - 30):正常。

ECG(2021 - 1 - 25):窦性心动过速。

ECG(2021 - 3 - 16):窦性心律;偶发室性早搏(图 4 - 3)。

ECG(2021 - 4 - 17):正常。

诊断:肝恶性肿瘤;2 型糖尿病。

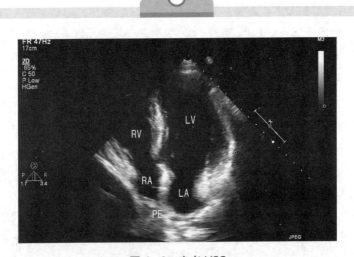

图 4-2 患者 UCG

注:LV,左心室;LA,左心房;RV,右心室;RA,右心房;PE,心包积液。

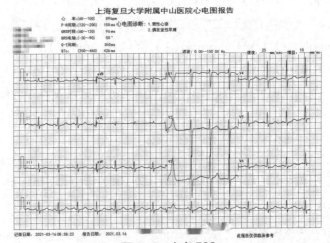

图 4-3 患者 ECG

肿瘤内科医生说

该患者为中年男性,慢性乙型肝炎患者,肝硬化,肝脏巨块结节恶性肿瘤,结合病史和典型影像学表现,临床诊断为肝细胞肝癌。目前患者肝脏肿瘤巨大,无手术机会,故予以姑息抗肿瘤治疗。该患者在免疫检查点抑制剂联合抗血管靶向药物治疗期间,实验室检查发现 cTnT 升高,后续需完善检查,评估心脏不良反应级别。同时,该患者抗肿瘤治疗 3 周期,需完善影像学检查评估肿瘤控制情况。

心内科医生说

该患者本身无明显胸痛、心悸、气促等心血管系统疾病症状,在第 3 周期治疗前,ECG 提示有偶发室性早搏,第 4 周期免疫治疗前发现 cTnT 较基线升高。根据病史、症状和 ECG 的表现,基本可以排除急性冠脉综合征和病毒性心肌炎引起的 cTnT 升高。高度怀疑为免疫治疗相关心肌炎,诊断方面建议继续监测 ECG、心肌标志物,完善免疫相关系统损伤的筛查、心脏 MRI 检查。心肌炎目前评定为 irAE 心肌炎 1 级,处理上停用免疫治疗药物,具体治疗可酌情给予心肌保护药物。

临床药师说

结合患者心肌标志物检查结果,根据诺氏药物不良反应评估量表,本例患者得分为 7 分,考虑很可能为信迪利单抗所致的免疫相关性心肌炎。该患者目前无相关临床症状,因程度较轻,可不予激素治疗。对此类轻症免疫相关性心肌炎患者,若无其他有效治疗手段,可以考虑在严密监测下尝试重启免疫治疗。

临床诊疗经过

根据讨论意见,患者后续进一步完善细胞因子、心脏增强MRI、甲状腺功能、ACTH 及皮质醇检查,同时予以呋塞米 20 mg qd、螺内酯 20 mg qd、沙库巴曲缬沙坦 50 mg bid、卡维地洛 5 mg bid、曲美他嗪 35 mg bid 对症处理。目前先暂停免疫治疗。患者心脏平扫 + 增强 MRI(2021 - 4 - 29):左心室心肌散在水肿伴少许延迟强化,心肌炎可能性大,建议治疗后复查。患者复查 cTnT 从 0.066 ng/ml 升至 0.091 ng/ml,后稳定于 0.090 ng/ml 左右。目前无明显症状,仅仅生化指标升高,且目前心肌标志物水平稳定未有上升,暂未予激素治疗,密切随访。患者复查 cTnT(2021 - 5 - 28):0.033 ng/ml,基本恢复正常,予以后续抗肿瘤治疗。

UCG(2021 - 4 - 8):静息状态下 UCG 未见明显异常,LVEF:67%。

甲状腺功能(2021 - 4 - 8):T3:1.2 nmol/L;T4:72.8 nmol/L;FT3:3.1 pmol/L;FT4:11.6 pmol/L;TSH:4.750 μIU/ml。

心肌标志物(2020 - 4 - 9):cTnT:0.059 ng/ml;NT - proBNP:1 189.0 pg/ml。

心肌标志物(2020 - 4 - 15):cTnT:0.066 ng/ml;NT - proBNP:1 295.0 pg/ml。

病例亮点及难点

该患者结合临床和心脏 MRI 检查明确为免疫检查点抑制剂相关心肌炎,但患者起病无临床症状,仅实验室检查心肌标志物升高,并且在病程中 cTnT 保持稳定未出现持续升高。按照《免疫检查点抑制剂相关心肌炎监测与管理中国专家共识(2020 版)》心肌炎管理流程,此患者为稳定的亚临床心肌损伤,故暂停抗肿瘤治疗并密切随访。该患者后续心肌标志物水平自行下降,基本恢复正常。对于无症状、生化指标稳定的患者,确实可以密切观察随访,避免不必要的激素治疗。

（廖　　甜）

5 心肌炎激素该如何进行冲击治疗

病历摘要

患者,女,62岁。

主诉:确诊胆管腺癌3个月,心肌酶升高1个月。

现病史:患者 2020 年底因"胆结石"就诊,2021 年 1 月 5 日在外院行上腹部增强 MRI:肝门部及肝右叶占位,伴梗阻性肝内胆管扩张,考虑胆管恶性肿瘤可能性大。肝右叶肝内胆管多发结石可能;肝门部及腹膜后多发肿大淋巴结。2021 年 1 月 5 日外院行经内镜逆行胰胆管造影(encoscopic retrograde cholangio pancreatography, ERCP):肝门部胆管恶性肿瘤可能,术中放置塑料支架。胆道刷检病理:高度异型腺上皮细胞,腺癌不除外。患者至我院完善 PET/CT(2021 - 1 - 20)(图 5 - 1):肝脏右叶至肝门处胆管源性恶性肿瘤伴肝内胆管扩张,多发(腹腔、腹膜后、锁骨区)淋巴结转移;腹腔、盆腔多发种植转移以及脐部转移。患者于 2021 年 1 月 28 日、2021 年 2 月 18

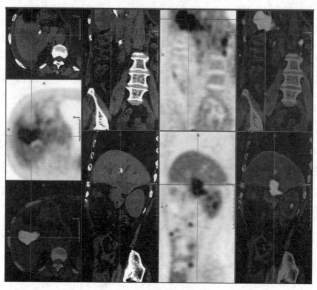

图5-1 患者PET/CT

日予以姑息一线抗肿瘤治疗：特瑞普利单抗240 mg d1＋仓伐替尼8 mg d1～d21＋吉西他滨1.4 g d1、d8＋奥沙利铂120 mg d1 q3w。2021年3月1日起拟行第3周期治疗时，常规检查发现心肌标志物异常，cTnT：0.05 ng/ml，同时出现关节疼痛。患者进一步完善心脏MRI检查（2021-3-3）：左心室心肌少许水肿伴延迟强化，心肌炎可能。2021年3月4日开始予以甲泼尼龙4 mg tid口服，治疗期间cTnT持续升高，从0.054 ng/ml升至0.083 ng/ml。2021年3月10日-15日予以甲泼尼龙40 mg静脉冲击6天，cTnT稳定于0.074～0.079 ng/ml。2021年3月16日开始调整为甲泼尼龙16 mg口服，同时恢复仓伐替尼

8 mg 治疗。2021 年 4 月 8 日复查 cTnT：0.066 ng/ml；NT‑proBNP：162.0 pg/ml。

既往病史：既往类风湿关节炎中药治疗控制，此次特瑞普利单抗第 2 次治疗后关节疼痛再发，外用药物控制。否认高血压病、糖尿病病史。否认药物过敏史。2001 年有胆囊结石手术史。

专科查体：一般可，BP：145/95 mmHg。神清，无贫血貌，双肺呼吸音低，未及干、湿啰音。心脏扩大，心率 80 次/分，律齐，未及明显杂音。腹软，无压痛及反跳痛，肝、脾肋下未及。双下肢无明显水肿。

辅助检查：

ECG（2021‑3‑2）：正常。

UCG（2021‑3‑3）：静息状态下未见异常。

心脏 MRI（2021‑3‑3）：左心室心肌少许水肿伴延迟强化，心肌炎可能。

肿瘤内科医生说

该患者为晚期胆管癌合并多处转移，姑息一线治疗方案选择免疫联合靶向治疗和化疗。患者免疫治疗两周期后发现 cTnT 升高，结合心脏 MRI 检查诊断为免疫检查点抑制剂相关心肌炎。患者既往有类风湿性关节炎病史，这可能是导致患者出现免疫性心肌炎的高危因素。患者初始激素冲击剂量较低，激素使用过程中 cTnT 有上升，予以调整激素用量后，心肌标志物指标稳定。建议定期复查，根据随访心肌标志物指标调整激素用量。建议患者完善腹腔、盆腔 CT 检查,评估目前抗肿瘤治疗效果。

心内科医生说

该患者在抗肿瘤治疗中,使用特瑞普利单抗、仑伐替尼、吉西他滨、奥沙利铂后,第 3 周期治疗前检查发现心肌标志物异常,同时出现关节疼痛。心脏 MRI 检查也提示左心室心肌少许水肿伴延迟强化,心肌炎可能。患者既往有类风湿性关节炎病史,在给予甲泼尼龙 4 mg tid 口服治疗期间 cTnT 持续升高,从 0.054 ng/ml 升至 0.083 ng/ml,从而开始给予激素静脉用药。需特别注意的是,如判定患者为免疫检查点抑制剂相关心肌炎需要给予激素治疗,则激素用量需要用足剂量、用足疗程方能奏效。指南中推荐轻症患者初始剂量为 1~2 mg/kg,本例患者初始激素用量偏小,反而使得后续治疗激素用药时间拖沓。

临床药师说

根据诺氏药物不良反应评估量表评估,本例患者免疫相关性心肌炎得分为 7 分,考虑很可能为特瑞普利单抗所致的不良反应。尽管该患者为轻症型心肌炎,但 12 mg 的初始日剂量显著低于各指南和专家共识推荐的 1~2 mg·kg^{-1}·d^{-1},即使后期将激素剂量上调,心肌标志物仍迟迟无法降低,联合使用泼尼松龙、卡维地洛、曲美他嗪、沙库巴曲缬沙坦、托拉塞米、螺内酯等药物治疗 2 个多月后,心肌标志物才恢复正常。该病例提示即使对于轻症型心肌炎仍应足剂量、足疗程进行激素冲击治疗,以便尽早控制心肌炎。

临床诊疗经过

该患者后续定期随访心肌标志物,cTnT(2021 - 4 - 29):0.047 ng/ml,cTnT(2021 - 5 - 13):0.020 ng/ml。患者心肌标志

物稳定下降,甲泼尼龙每周减量 4 mg 直至完全停药。后续心肌标志物恢复正常,同时开始仑伐替尼联合 GEMOX 方案化疗。

病例亮点及难点

免疫检查点抑制剂相关心肌炎初始激素冲击剂量该用多少?根据《免疫检查点抑制剂心肌炎监测和管理中国专家共识(2020版)》推荐,可根据日常活动有无症状,分为轻症型和重症型。轻症型患者起始激素冲击剂量推荐甲泼尼龙 $1 \sim 2$ mg·kg^{-1}·d^{-1},而重症型则需要 $500 \sim 1\,000$ mg 起始的甲泼尼龙冲击剂量。该患者无明显临床症状,ECG 及 UCG 检查显示均无异常,诊断为轻症型心肌炎。初始激素剂量仅为甲泼尼龙 12 mg 显然是剂量不足,继而出现心肌标志物指标不断升高的表现。因此,对于临床诊断明确的免疫检查点抑制剂相关心肌炎,需要足量制订初始激素冲击剂量。

(陈　洁)

6 心肌炎激素疗效欠佳怎么办

病历摘要

患者,男,66岁。

主诉:发现肝癌2年,心肌标志物异常3天。

现病史:患者2019年3月5日体检发现肝脏肿块,当时上腹部增强MRI:肝门部病灶,考虑肝尾叶外生型肝癌(4.5 cm×5.8 cm)伴脂肪变性可能大,腹膜后病变不除外。2019年3月7日在我院行"特殊肝段切除术(左外叶+左尾叶)+胆囊切除术",术后病理结果:(肝尾状叶)肝细胞肝癌(富脂肪型),Ⅲ级,癌组织侵犯肝被膜,肝切缘未见癌累及,周围肝组织未见结节性肝硬化(G1S1),伴肝细胞脂肪变性(5%)。2020年6月随访上腹部增强MRI示:肝恶性肿瘤术后,肝S4/8段小复发灶可能性大。患者于2020年7月3日行经肝动脉化疗栓塞术(transcatheter arterial chemoembolization,TACE),术中予以奥沙利铂150 mg肝总动脉内灌注化疗,并加用靶向药物仑伐替尼8 mg qd 口服。患者 2021 年 3 月 9 日复查上腹部 MRI：肝恶性肿瘤术后，肝膈顶腔静脉旁及肝 S4/8 段多发小结节，较前病灶增大。患者于 2021 年 3 月 11 日再次行 TACE，术中予以奥沙利铂 150 mg 肝总动脉内灌注化疗，并于 2021 年 3 月 14 日开始"可乐方案"第 1 周期治疗：帕博利珠单抗 200 mg d1 + 仑伐替尼 8 mg qd。患者 2021 年 4 月 6 日查 cTnT：0.06 ng/ml，2021 年 4 月 8 日复查 cTnT：0.1 ng/ml。完善心脏 MRI（2021 - 4 - 9）：左心室心肌水肿伴少许延迟强化，心肌炎可能性大，轻中度主动脉瓣反流。

既往病史：否认高血压、糖尿病、心脏病等病史。否认心血管病家族遗传史。否认肝炎、结核等传染病史。

专科查体：BP：103/64 mmHg，神清，气平，全身浅表淋巴结无肿大，巩膜无黄染，双肺呼吸音清，未及干、湿啰音。心界不大，心率 72 次/分，律齐，无杂音，腹部平软，无压痛及反跳痛，肝、脾肋下未及，双下肢不肿。

辅助检查：心肌标志物（2021 - 4 - 6）：NT - proBNP：44.7 pg/ml；cTnT：0.06 ng/ml。

心肌标志物（2021 - 4 - 8）：NT - proBNP：27.6 pg/ml；cTnT：0.1 ng/ml。

甲状腺功能：TSH：18.3 μIU/ml；余甲状腺指标正常。

肾上腺皮质功能：ACTH、皮质醇正常。

ECG（2021 - 4 - 6）：窦性心律，ST 段改变（ST 段压低在 V5、V6 导联呈水平型压低 0.5 mm）。

UCG(2021-4-8)：主动脉窦部及升主动脉增宽，主动脉瓣钙化，轻度偏多主动脉瓣反流，LVEF：63%。

心脏MRI(2021-4-9)：左心室心肌水肿伴少许延迟强化，心肌炎可能性大，轻中度主动脉瓣反流。

该患者病理诊断为肝细胞肝癌，根治术后出现肝内复发，目前无再次根治手术机会，以姑息治疗延长生存期为主。"可乐方案"（帕博利珠单抗＋仑伐替尼）组合一线治疗不可切除的肝癌患者的临床研究 KEYNOTE-524 数据，在 2018 年美国临床肿瘤学会（American Society of Clinical Oncology，ASCO）年会上首次公布便引起国内外众多学者关注。在 2020 的 ASCO 壁报讨论中，也更新了该项研究的临床数据（摘要号：4519，壁报号：127）。中位随访 10.6 个月时，37 名患者继续接受治疗；平均治疗时间为 7.9 个月。研究结果：中位总生存期（overall survival，OS）：22 个月（95% CI，20.4～NE）；中位无进展生存期（progression-free survival，PFS）：9.3 个月（95% CI，7.1～9.7）；客观反应率（objective response rate，ORR）：46%（95% CI，36～56.3），完全缓解（complete response，CR）达 11%。但是，该联合方案获得疗效的同时也加重不良反应，尤其心血管事件不良反应。研究报道该联合方案≥3 级不良反应发生率为 67%，≥4 级不良反应发生率为 4%，最常见的 3 级不良反应是高血压（17%）。该患者使用 1 周期后即出现心肌标志物 cTnT 持续升高，心脏 MRI 提示左心室心肌水肿伴少许延迟强化，心肌炎机会大。临床考虑为免疫检查点抑制剂导致免疫性心肌炎可能性大,首先考虑暂停抗肿瘤治疗,完善各项检查包括 ACTH、皮质醇及甲状腺功能等,排除免疫检查点抑制剂其他脏器不良反应,同时考虑激素冲击治疗。

心内科医生说

该患者在抗肿瘤治疗中于 2021 年 3 月 14 日使用帕博利珠单抗 200 mg d1 + 仑伐替尼 8 mg qd 后第 23 天、第二次治疗前发现 cTnT:0.06 ng/ml；NT - proBNP:44.7 pg/ml。患者无明显胸闷、心悸症状,诊断为亚临床型心肌炎,先是暂停免疫治疗,积极完善全面评估,包括心脏影像学检查和筛查其他系统的免疫不良反应。但随后几日的密切随访发现心肌标志物呈上升趋势,心肌标志物(2021 - 4 - 12):cTNT:0.108 ng/ml；NT - proBNP:426 pg/ml。心脏 MRI 检查也证实存在左心室心肌水肿伴少许延迟强化,支持给予激素冲击治疗。这个病例在诊断、治疗上难度不大,关键在于早发现、早诊断。文献中免疫性心肌炎发病中位时间在首剂用药后 34 天,重症心肌炎的中位发病时间更是提前至 27 天,所以强调在开始免疫治疗后,前 12 周应常规进行心肌标志物的筛查,之后可在每个治疗周期前复查。

临床药师说

该患者为轻症型心肌炎,80 mg 的初始日剂量基本符合各指南和专家共识推荐的 $1 \sim 2 \text{ mg} \cdot \text{kg}^{-1} \cdot \text{d}^{-1}$,但在短暂减量又马上恢复原剂量的过程中,心肌标志物仍慢慢上升,考虑该患者可能对激素不敏感,可考虑加用其他免疫抑制剂。

临床诊疗经过

根据患者病史、cTnT 改变及 TSH 改变,考虑肿瘤免疫性心肌炎及免疫性甲状腺炎(甲状腺功能减退),患者完善相关检查,暂停免疫治疗及靶向药物治疗,于 2021 年 4 月 8 日开始予以甲泼尼龙 80 mg qd 静滴冲击治疗 3 天后减量为 40 mg qd,2021 年 4 月 13 日复查 cTnT 继续上升,故恢复甲泼尼龙 80 mg qd 静滴,并加用卡维地洛 5 mg bid 口服、曲美他嗪 35 mg bid 口服、辅酶 Q10 10 mg tid 口服、托拉塞米 10 mg qd 口服。继续监测心肌标志物,cTnT 仍持续上升,于 2021 年 4 月 16 日开始加用托法替布 5 mg bid 口服,随访 cTnT 逐渐下降,同时甲状腺功能减退逐渐改善,至 2021 年 4 月 22 日甲泼尼龙减量至 60 mg qd 静滴,2021 年 4 月 25 日复查 cTnT 较前上升,于 2021 年 4 月 26 日加用沙库巴曲缬沙坦 50 mg bid 口服。患者 2021 年 4 月 29 日 cTnT 下降,甲泼尼龙减量至 40 mg,2021 年 5 月 5 日减量为 30 mg 口服。

心肌标志物结果如下。

心肌标志物(2021 - 4 - 12):cTnT:0.108 ng/ml;NT - proBNP:426 pg/ml。

心肌标志物(2021 - 4 - 13):cTnT:0.125 ng/ml;NT - proBNP:388 pg/ml。

心肌标志物(2021 - 4 - 15):cTnT:0.209 ng/ml;NT - proBNP:110 pg/ml。

心肌标志物(2021 - 4 - 18):cTnT:0.188 ng/ml;NT - proBNP:243 pg/ml。

心肌标志物(2021 - 4 - 21):cTnT:0.163 ng/ml;NT - proBNP:156 pg/ml。

心肌标志物(2021 - 4 - 28):cTnT:0.181 ng/ml;NT -

proBNP:79.9 pg/ml。

心肌标志物（2021 - 5 - 2）：cTnT:0.133 ng/ml；NT - proBNP:78.5 pg/ml。

病例亮点及难点

结合该患者病史和影像学检查,诊断为免疫检查点抑制剂相关心肌炎。该患者无临床相关症状,仅实验室生化指标升高,考虑轻症型免疫性心肌炎,根据指南推荐予以 1 mg/kg 甲泼尼龙冲击治疗。但该患者在激素减量撤退过程中出现心肌标志物反弹,恢复起始冲击剂量后 cTnT 仍不断上升。这是临床中处理免疫性心肌炎的难点,部分患者激素冲击效果好,但一旦开始激素减量即出现心肌标志物反弹。文献报告可对这样的患者使用化学药物或生物制剂进行联合治疗。本中心临床实践发现托法替布对于激素治疗效果不佳的免疫性心肌炎患者有一定临床疗效,目前仍在不断探索。

（施根灵）

7 当胃癌遇到心肌炎：激素治疗有风险

病历摘要

患者，男，82 岁。

主诉：发现胃癌 4 月，胸闷、气促 10 余天。

现病史：患者 2020 年 6 月起，开始出现反酸、呃逆、黑便。患者于 2020 年 12 月 15 日来我院查胃镜示：食管下段、胃底贲门隆起型肿物；病理结果示：(胃底)腺癌，分化 Ⅱ级，Lauren 分型肠型。2020 年 12 月 19 日查腹腔、盆腔增强 CT 示：胃恶性肿瘤侵犯浆膜层，伴周围淋巴结转移；肝右后叶动脉期强化灶，异常灌注可能。2020 年 12 月 22 日我院 PET/CT 示：贲门及胃底部恶性肿瘤累及食管下段，胃周淋巴结转移；肝脏及双肾囊肿；胆囊结石；十二指肠降部憩室。因患者黑便持续加重，于 2020 年 12 月 26 日行"经导管胃动脉栓塞术 + 动脉化疗栓塞 + 胃动脉造影＋动脉穿刺＋动脉注射化疗药物治疗(白蛋白紫杉醇＋伊立替康)"。2021年1月20日开始第1周期替吉奥单药40 mg bid 口服(用药2周后停药1周),后病理报告示:HER2(＋),PD－L1(肿瘤－,间质5％＋)。患者于2021年2月8日开始第2周期治疗:卡瑞利珠单抗200 mg d1＋替吉奥40 mg bid d1～d14,每3周1次,共3个周期,末次2021年4月1日。2021年3月24日复查胸、腹、盆腔增强CT示:胃恶性肿瘤侵犯浆膜层,伴周围淋巴结转移,较前(2020－12－19)稍进展,肝右叶动脉期强化灶,异常灌注可能,脾脏梗死,升结肠壁稍厚,盆腔少量积液。2021年4月10日起,患者开始出现反复胸闷,活动后加重,否认胸痛、冷汗、晕厥、咯血、发热。2021年4月22日来院复诊查心肌标志物 cTnT:0.154 ng/ml。2021年4月22日查心肌标志物示:cTnT:0.263 ng/ml;NT－proBNP:546 pg/ml。ECG:Ⅰ度房室传导阻滞,完全性右束支传导阻滞,ST段在Ⅲ、aVF导联抬高1～2 mm。2021年4月25日查心肌标志物示:cTnT:0.740 ng/ml;NT－proBNP:1 067 pg/ml。

既往病史:有高血压病史20年,目前口服坎地沙坦酯2 mg qd,控制可。有前列腺增生史10余年,目前口服盐酸坦索罗辛0.2 mg qn。否认糖尿病、心脏病等病史。否认心血管病家族遗传史。否认肝炎、结核等传染病史。

专科查体:BP:152/72 mmHg,神清,气平,全身皮肤、巩膜无黄染,全身浅表淋巴结无肿大,双肺呼吸音清,未及干、湿啰音。心界不大,心率80次/分,律齐,无杂音,腹部平软,无压痛及反跳痛,肝、脾肋下未及,肝、肾区无叩击痛,双下肢不肿。

辅助检查:

心肌标志物(2021 - 4 - 23):cTnT:0. 263 ng/ml;NT-proBNP:546 pg/ml。

心肌标志物(2021 - 4 - 25):cTnT:0. 740 ng/ml;NT-proBNP:1 067 pg/ml。

胃镜(2020 - 12 - 15):食管中上段黏膜正常,下段距门齿 40 cm 开始见隆起型肿物,43 cm 过贲门,病灶累及齿状线,自距门齿 40~49 cm 可见隆起型肿物,前壁为主,占 2/3 圈,高位倒转胃底贲门口大弯侧见 5 cm×5 cm 表面溃疡,覆污苔,质地硬,活检易出血;胃角光滑无溃疡;胃窦部充血水肿,蠕动正常;幽门口圆,开闭好,十二指肠球部无溃疡、畸形,降部伸入未见异常。

ECG(2020 - 12 - 14):窦性心律,完全性右束支传导阻滞,T波改变(T 波在Ⅱ、Ⅲ、aVF 导联双相、浅倒置)(图 7 - 1)。

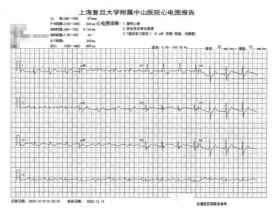

图 7 - 1 患者 ECG

ECG（2021 - 4 - 23）：窦性心律，Ⅰ度房室传导阻滞，完全性右束支传导阻滞，ST 段在Ⅲ、aVF 导联抬高 1～2 mm。

肿瘤内科医生说

该患者为局部晚期胃癌，原发灶累及范围较广，伴周围淋巴结转移，无法行手术根治。患者黑便起病，行胃动脉栓塞术后原发病灶出血改善。根据 CheckMate - 649 研究结果，晚期胃癌的一线治疗中，纳武利尤单抗联合化疗较单纯化疗而言在 PD - L1 联合阳性评分（combined positive score, CPS）≥5 的患者中的中位 OS 达 14.4 个月，中位 PFS 达 7.7 个月，均显著优于单独化疗（分别为 11.1 个月和 6.0 个月）；同时，在 PD - L1 CPS≥1 的患者和所有随机患者中，也均观察到 OS 获益。该患者胃镜病理免疫组化 PD - L1（肿瘤 - ，间质 5%＋），姑息一线加用免疫检查点抑制剂。该患者为老年高龄男性，既往有高血压病史，治疗过程中出现心肌标志物升高，需鉴别为免疫性心肌炎还是心肌缺血所致。

心内科医生说

患者是一位老年男性，在抗肿瘤治疗尤其是免疫治疗之后，出现 cTnT 升高。需要鉴别免疫治疗相关心肌炎以及急性冠脉综合征。由于患者症状上主要为胸闷、气促，是心功能不全的表现，无明显胸痛症状，ECG 缺乏动态演变，cTnT 升高的动态变化也不明显，诊断倾向于免疫治疗相关心肌炎。诊断上需要完善心脏 MRI 检查明确心肌损伤的性质及范围，完善冠状动脉检查以了解冠状动脉病变是否存在。治疗上可以给予 1～2 mg/kg 的甲泼尼龙,观察心肌标志物变化,同时给予心肌营养和对症治疗。

临床药师说

患者姑息治疗期间开始出现反复胸闷,活动后加重,但否认胸痛、冷汗、晕厥,首先需排除急性冠脉综合征可能。患者有免疫检查点抑制剂应用病史,免疫性心肌炎不能除外。患者既往治疗方案包括氟尿嘧啶类药物,此类药物可致冠状动脉痉挛,使患者出现胸闷、胸痛。由于急性冠脉综合征、免疫性心肌炎和氟尿嘧啶类药物不良反应处理措施截然不同,有必要先明确诊断,需进一步完善冠状动脉 CTA 及心脏 MRI 检查明确。

临床诊疗经过

根据患者病史及 cTnT 改变,考虑免疫治疗相关性心肌炎可能性大,2021 年 4 月 26 日起予丙种球蛋白 20 g qd 静滴共 5 天;2021 年 4 月 27 日起甲泼尼龙 120 mg qd 静滴共 3 天,2021 年 4 月 29 日起 60 mg qd 静滴共 3 天,2021 年 5 月 2 日起 40 mg qd 静滴 3 天,2021 年 5 月 6 日起泼尼松龙 30 mg qd 口服;2021 年 4 月 30 日起枸橼酸托法替布片 5 mg qd 口服,结合其冠状动脉 CTA 结果,予以阿托伐他汀 20 mg qn + 坎地沙坦酯 4 mg qd + 单硝酸异山梨酯缓 40 mg qn + 氯吡格雷 50 mg qd 口服,同时辅以营养心肌、抑酸护胃、补钙、利尿补钾、补铁纠正贫血、补充白蛋白等支持治疗,后患者 cTnT 逐渐下降,胸闷明显好转。

心肌标志物(2021 - 4 - 26):cTnT:0.74 ng/ml;NT - proBNP:1 067 pg/ml。

心肌标志物(2021 - 4 - 27):cTnT:0.469 ng/ml;NT - proBNP:1 007 pg/ml。

心肌标志物（2021 - 4 - 28）：cTnT：0. 313 ng/ml；NT - proBNP：1 244 pg/ml。

心肌标志物（2021 - 4 - 30）：cTnT：0. 172 ng/ml；NT - proBNP：942 pg/ml。

心肌标志物（2021 - 5 - 2）：cTnT：0. 118 ng/ml；NT - proBNP：1 184 pg/ml。

心肌标志物（2021 - 5 - 4）：cTnT：0. 08 ng/ml；NT - proBNP：984 pg/ml。

肿瘤标志物（2021 - 4 - 27）：正常。

甲状腺功能（2021 - 4 - 27）：正常。

肾上腺皮质功能：ACTH、皮质醇正常。

UCG（2021 - 4 - 26）：双心房增大伴轻度二尖瓣反流，主动脉瓣及二尖瓣后叶瓣环钙化，LVEF：62%。

冠状动脉 CTA（2021 - 4 - 29）：冠状动脉多发混合斑块伴管腔不同程度狭窄，右冠状动脉近段及钝缘支局部重度狭窄，多发中度狭窄（图 7 - 2）。

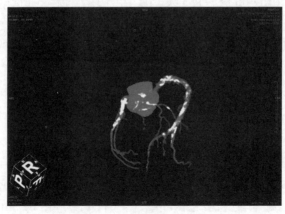

图 7 - 2　患者冠状动脉 CTA

心脏MRI(2021 - 5 - 5)：左心室心肌水肿伴少许延迟强化,心肌炎可能性大。

病例亮点及难点

该患者处理的主要难点在于免疫性心肌炎的激素冲击与原发胃部肿瘤可能出血的矛盾。该患者心脏MRI诊断明确为心肌炎,需要行激素冲击治疗。但患者贲门溃疡有过黑便病史,大剂量激素使用可能导致原发灶大出血。临床处理过程中,在激素冲击时,加用质子泵抑制剂及胃黏膜保护剂预防,同时密切监测粪隐血以及血红蛋白变化。该患者CTA提示冠状动脉多发混合斑块伴管腔不同程度狭窄,右冠状动脉近段及钝缘支局部重度狭窄,多发中度狭窄。但考虑患者原发病灶有出血风险,未予手术处理,暂予以保守治疗。

（施根灵）

8 心肌炎不治疗 cTnT 会下降吗

病 历 摘 要

患者,男,57 岁。

主诉:确诊胆管细胞癌 4 个月余,cTnT 异常 8 天。

现病史:患者 2021 年 1 月外院体检发现胆管肿物,2021 年 1 月 28 日行肝脏穿刺,病理结果示:(肝脏右叶)恶性肿瘤,结合 HE 形态及免疫组化标记考虑为肝内胆管细胞癌。患者 2021 年 1 月 29 日外院行肝脏 TACE 治疗(具体用药不详)。2021 年 2 月 17 日开始行姑息一线治疗:信迪利单抗 200 mg d1 + 仑伐替尼 8 mg d1~d21 + 奥沙利铂 140 mg d1 + 吉西他滨 1.6 g d1、d8,每 3 周一次,共 3 周期。患者化疗 3 周期后复查上腹部增强 MRI(2021 - 5 - 13):肝内多发转移总体较前有好转。患者第 4 周期治疗前常规检查,发现心脏标志物升高,cTnT(2021 - 5 - 13):0.215 ng/ml。予以暂停抗肿瘤治疗,随访心肌标志物,cTnT(2021‐5‐15):0.176 ng/ml。患者近期持续存在晨起心脏不适感,故来我院肿瘤心脏病 MDT 门诊就诊。

既往病史:高血压 10 年余,口服苯磺酸氨氯地平控制;糖尿病 10 年余,口服二甲双胍,血糖控制欠佳;酒精性肝炎 20 年余。

专科查体:神清,一般情况可。心率 80 次/分,律齐,两肺未闻及干、湿罗音,双下肢不肿。

辅助检查:

上腹部增强 MRI(2021‐5‐13):肝脏恶性肿瘤化疗后,第二肝门区恶性肿瘤有存活,累及肝中静脉,肝内多发转移,总体较前(2021‐2‐4)有好转;右心膈角区、肝门及腹主动脉周围稍肿大淋巴结(图 8‐1)。

心肌标志物(2021‐5‐13):cTnT:0.215 ng/ml;NT‐proBNP:55.4 pg/ml。

细胞因子(2021‐5‐13):肿瘤坏死因子:10.0 pg/ml;白介素 1β:<5.0 pg/ml;白介素 2 受体:561 U/ml;白介素 6:6.6 pg/ml;白介素 8:17 pg/ml;白介素 10:<5.0 pg/ml。

UCG(2021‐5‐14):静息状态下未见异常。

心肌标志物(2021‐5‐15):cTnT:0.176 ng/ml;NT‐proBNP:42.0 pg/ml。

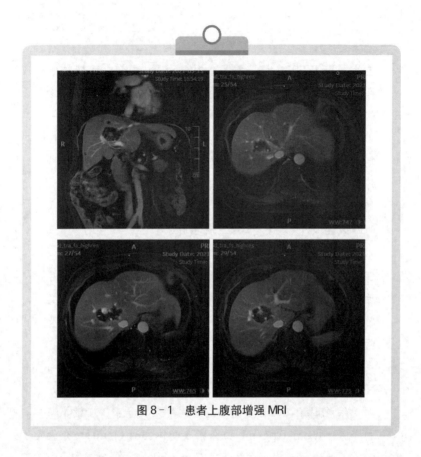

图 8-1　患者上腹部增强 MRI

肿瘤内科医生说

　　肝内胆管癌起源于肝内胆管上皮细胞,发病隐匿,侵袭性高,易侵犯肝脏周围组织,发生淋巴结和远处转移,因此大部分患者在初诊时已处于晚期。该患者初诊时合并肝内多发转移,目前无根治机会,以姑息治疗为主。目前转移性肝内胆管癌治疗中,免疫检查点抑制剂与化疗、靶向治疗的联合方案是值得关注的热点。该患者一线使用免疫检查点抑制剂、仑伐替尼、奥沙利铂及吉西他滨方案治疗期间,出现 cTnT 异常升高,临床考虑免疫性心肌炎可能性大,但不能排除其他导致 cTnT 升高的疾病,如急性冠脉综合征、肺栓塞、肾功能不全等,需完善心脏 MRI 等鉴别诊断。

心内科医生说

患者在免疫治疗后,cTnT 出现轻度上升(48 小时内 0.215～0.176 ng/ml),NT－proBNP 正常,患者无明显胸闷、心悸、乏力等不适,诊断上考虑免疫相关心肌炎,亚临床型,处理上停用相关药物,再次复查心肌标志物,完善心脏 MRI 检查,同时排查其他系统损伤,如出现心肌标志物继续上升,可给予小剂量激素治疗。

临床药师说

尽管该患者存在冠心病高危因素,但诊断为急性冠脉综合征证据不足。根据诺氏药物不良反应评估量表评估本例患者免疫相关性心肌炎得分为 6 分,考虑很可能为信迪利单抗所致不良反应。患者首次监测到 cTnT 时升高明显,但不伴有临床症状,可行心脏 MRI 明确诊断。如明确诊断后,可予激素足剂量、足疗程、联合其他药物治疗以便尽早控制心肌炎。

临床诊疗经过

患者暂停所有抗肿瘤治疗,完善心脏增强 MRI 检查(2021－5－26):左心室心肌散在水肿伴少许延迟强化,心肌炎可能性大,建议治疗后复查。

复查 cTnT:

cTnT(2021－5－21):0.118 ng/ml。

cTnT(2021－5－26):0.061 ng/ml。

患者 2021 年 5 月 26 日开始予以泼尼松 15 mg 口服,每周减量5 mg。

复查cTnT：

cTnT(2021‑6‑28)：0.061 ng/ml。

cTnT(2021‑8‑2)：0.027 ng/ml。

患者复查评估上腹部增强MRI(2021‑8‑3)：肝内多发转移较前(2021‑5‑13)明显进展。患者2021年8月5日恢复仑伐替尼联合GEMOX方案化疗,2021年10月13日复查评估肝内病灶稳定。

病例亮点及难点

该患者根据临床病史和心脏MRI诊断明确为免疫检查点抑制剂相关心肌炎,考虑患者无任何临床表现,为亚临床型,故予以小剂量泼尼松口服治疗。该病例特殊性在于激素口服之前,随访cTnT指标就有下降趋势;而激素治疗后,也没有出现心肌损伤指标迅速降低。心肌标志物升高至恢复正常共10周时间。对于此类亚临床型、生化指标稳定患者,即使基线cTnT升高倍数较多,是否可以不予激素冲击,观察自然病程转归情况,尚需更多的临床研究验证。

（陈　洁）

9 无症状性 cTnT 升高心肌炎的后续处理

病历摘要

患者,男,46 岁。

主诉:发现左腹膜后占位 2 年。

现病史:患者于 2019 年 6 月体检发现左腹膜后占位,2021 年 6 月 3 日于外院行腹腔镜腹膜后肿瘤切除(7 cm×5 cm×5 cm)+腹腔镜左肾切除术。术后病理:(左后腹膜组织)恶性间质源性肿瘤,结合免疫组化结果,考虑去分化脂肪肉瘤。患者 2019 年 7 月 8 日复查腹部增强 CT:腹膜后脂肪肉瘤术后,左前腹腔、左侧肾窝及左侧腰大肌内结节状强化影(1.9 cm×1.9 cm),拟为转移或复发灶。患者 2020 年 7 月 8 日开始口服安罗替尼 10 mg,未行放、化疗。患者 2020 年 12 月 19 日复查腹部增强 MRI:腹膜后脂肪肉瘤术后,术区及左侧腰大肌周围异常信号,较前明显增大(111 mm×81 mm)。2021 年 1 月 8 日我院完善 PET/CT：腹膜后脂肪肉瘤术后，左侧腹膜后及骶前多发肿瘤复发灶并累及毗邻腰大肌、腰方肌。患者 2021 年 1 月 28 日于我院行"肠粘连松解术＋腹膜后病损切除术＋左半结肠切除＋胰体尾、脾脏切除术＋左侧腰大肌切除术"，术后病理：（腹膜后肿瘤＋胰体尾＋脾＋部分大网膜＋左半结肠＋腰大肌）去分化脂肪肉瘤，肿瘤由外向内累及肠壁黏膜下层，伴网膜多灶性播散；胰腺及肠切缘未见肿瘤累及。患者 2021 年 3 月 31 日复查腹腔、盆腔增强 CT：术区腹主动脉旁约 18 mm×16 mm 异常强化软组织结节灶，局部与十二指肠水平段分界不清，左侧膈脚软组织影增厚伴强化，左侧腰大肌区见斑片状低密度灶，增强后周围见强化。2021 年 4 月 14 日、2021 年 5 月 7 日起行姑息一线第 1、2 周期治疗：特瑞普利单抗 240 mg d1 ＋ 安罗替尼 10 mg d1～d14 ＋ 表柔比星 120 mg d1 q3w。2021 年 6 月 5 日随访 CT 疗效评估提示疾病稳定，于 2021 年 6 月 5 日行姑息一线第 3 周期治疗。患者 2021 年 6 月 28 日拟行第 4 周期治疗，检查发现 cTnT 偏高，前来肿瘤心脏病学 MDT 门诊就诊。

既往病史：否认高血压、糖尿病、冠心病史。否认心血管病家族遗传史。否认肝炎、结核等传染病史。

专科查体：BP：125/75 mmHg，神清，气平，全身皮肤无黄染，无肝掌、蜘蛛痣，全身浅表淋巴结无肿大，甲状腺未及肿大。胸廓无畸形，双肺呼吸音清，未及干、湿啰音。心前区无隆起，心界不大，心率 80 次/分，律齐，无杂音。

腹部平软,无压痛及反跳痛,肝、脾肋下未及,肝、肾区无叩击痛,双下肢不肿。

辅助检查:

心肌标志物(2021－6－4):cTnT:0.035 ng/ml; NT-proBNP:51.6 pg/ml。

心肌标志物(2021－6－28):cTnT:0.044 ng/ml; NT-proBNP:44.8 pg/ml。

ECG(2021－6－28):窦性心律,左胸导联低电压。

UCG(2021－6－29):静息状态下未见异常,LVEF:69%。

腹部、盆腔增强 CT(2021－6－5):腹膜后脂肪肉瘤综合治疗后,腹主动脉左旁(较大截面约 2.9 cm×1.7 cm)和左侧膈脚复发灶(范围约 28.5 mm×19 mm),较前片(2021－3－31)相仿,随访。右侧心膈脚小淋巴结;右肾囊肿,前列腺钙化(图 9－1)。

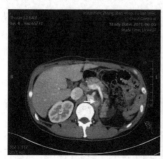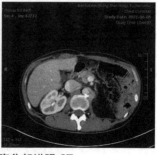

图 9－1　患者腹盆部增强 CT
注:CT 箭头示腹主动脉旁及左侧膈脚复发灶。

肿瘤内科医生说

患者肿瘤诊断为腹膜后去分化脂肪肉瘤,多次手术后腹腔、盆腔复发,目前累及腹主动脉旁、左侧膈脚及左侧腰大肌,临床采取免疫检查点抑制剂联合抗血管靶向药物及蒽环类药物三联抗肿瘤治疗。患者抗肿瘤治疗期间,出现 cTnT 轻度升高。患者中年男性,否认既往心血管慢性病史,且抗肿瘤三联药物均有心血管不良事件发生风险,目前心肌损伤标志物升高需考虑抗肿瘤药物所致。

心内科医生说

患者在免疫、靶向治疗和蒽环类药物治疗之后,cTnT 轻微上升,不伴随临床症状。以上 3 类抗肿瘤治疗都存在心血管毒性隐患,其中蒽环类药物导致的心脏损伤主要表现为 LVEF 下降,常常与累积剂量有关;安罗替尼作为抗血管靶向药物常引起高血压;免疫药物是最可疑的引起心肌损伤标志物 cTnT 升高的药物。目前处理上可暂停用免疫药物,监测心肌标志物,同时完善心脏MRI 检查。由于免疫药物相关心肌炎是排除诊断,患者从危险因素方面考虑冠状动脉病变可能性不大,可行冠状动脉 CTA 以排除冠状动脉粥样硬化性心脏病。

临床药师说

患者长期使用安罗替尼过程中未见心血管不良事件,结合心肌标志物(cTnT 轻度升高、NT‐proBNP 正常)、UCG 结果,尽管无法排除安罗替尼和蒽环类所致心血管毒性可能,但与两者典型心血管不良反应表现不甚相符,考虑与免疫检查点抑制剂相关性更大。根据诺氏药物不良反应评估量表评估本例患者得分为 4分,考虑可能为特瑞普利单抗所致免疫相关性心肌炎,可先暂停免疫治疗。如经 MRI 检查协助诊断明确免疫相关性心肌炎后,患者仍无相关临床症状,可不予激素治疗。对此类轻症免疫相关性心肌炎患者如无其他有效治疗手段的情况,可以考虑在严密监护下尝试重启免疫治疗。

临床诊疗经过

　　患者暂停抗肿瘤治疗,予以沙库巴曲缬沙坦 25 mg bid 口服,随访心肌标志物,行心脏 MRI 检查(2021 - 7 - 2):左心室心肌散在水肿伴少许延迟强化,心肌炎可能。冠状动脉 CTA 检查排除冠状动脉病变,目前明确心肌炎诊断。患者随访监测心肌标志物检测(2021 - 7 - 9):cTnT:0.022 ng/ml,NT - proBNP:14.0 pg/ml。患者心脏 MRI 明确为心肌炎,但为亚临床稳定型,未予特殊处理心肌损伤指标下降,故继续予以后续靶向联合细胞毒药物抗肿瘤治疗,本次暂缓免疫治疗。患者 2021 年 7 月 12 日开始第 4 周期安罗替尼联合表柔比星方案化疗。

病例亮点及难点

　　该患者肿瘤诊断为腹膜后脂肪肉瘤,多次术后复发,采用免疫检查点抑制剂联合抗血管靶向药物及蒽环类药物三联抗肿瘤治疗。以上 3 类抗肿瘤治疗都存在心血管毒性隐患,目前出现轻度 cTnT 上升需鉴别。蒽环类药物导致的心脏损伤主要表现为 LVEF 下降,常常与累积剂量有关;安罗替尼作为抗血管靶向药物常引起高血压;免疫药物是最可疑的引起心肌损伤标志物升高的药物。后续心脏 MRI 检查证实,临床判断为亚临床型生化指标稳定心肌炎,未予特殊处理,cTnT 恢复正常,继续抗肿瘤治疗。

(施根灵)

10 合并自身免疫性疾病能用免疫治疗吗

病例摘要

患者,男,80 岁。

主诉:肾盂肿瘤术后近 1 年,心肌标志物异常半年余。

现病史:患者 2020 年 11 月于外院行左肾及输尿管摘除手术,病理提示(肾盂)高级别尿路上皮癌,局部侵犯至肌层。术后 2021 年 1 月开始行免疫治疗:替雷利珠单抗 200 mg q3w,共 4 周期。2021 年 3 月发现肌红蛋白和 CK 升高,予以暂缓免疫治疗。2021 年 3 月 31 日开始服用泼尼松 25 mg/d,2021 年 5 月心肌标志物恢复后缓慢停药。患者 2021 年 6 月 16 日恢复免疫治疗,2021 年 7 月 14 日心肌标志物 cTnI 正常,肌红蛋白和 CK 再次升高。患者无明显肌痛、胸闷、气促症状,于 2021 年 8 月 3 日恢复泼尼松 25 mg/d 治疗,2021 年 8 月 18 日减量至 20 mg qd 服用至今。患者 2021 年 8 月 24 日查心肌标志物：cTnT：0.064 ng/ml。现为进一步诊治至我院肿瘤心脏病 MDT 门诊。

既往病史：患者 2003 年曾患类风湿性关节炎、干燥综合征、多发性肌炎、继发性肺纤维化，给予泼尼松、吗替麦考酚酯和硫唑嘌呤治疗至 2010 年 10 月停用。

专科查体：一般可。

辅助检查：

心肌标志物（2021 - 9 - 10）：cTnT：0.057 ng/ml。

心肌标志物（2021 - 8 - 24）：cTnT：0.064 ng/ml。

UCG（2021 - 9 - 10）：未见异常，LVEF：67%。

冠状动脉 CTA（2021 - 9 - 10）：冠状动脉三支多发斑块伴管腔轻度狭窄（图 10 - 1）。

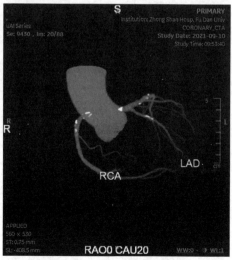

图 10 - 1   患者冠状动脉 CTA

ECG(2021-8-31):窦性心律;偶发房室连接处早搏;逆钟向转位;T波改变(T波在I、aVL导联低平)(图10-2)。

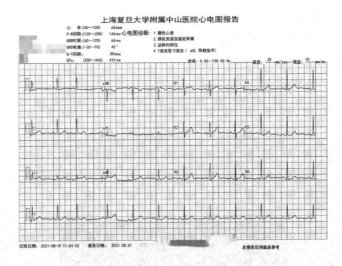

图10-2　患者ECG

肿瘤内科医生说

该患者诊断为肾盂高级别尿路上皮癌根治术后,肌层浸润。对于浸润性尿路上皮癌术后,目前并无标准术后辅助治疗方案。2021年,美国泌尿生殖系统肿瘤研讨会上,首个评估免疫治疗作为肌层浸润性尿路上皮癌辅助治疗并取得阳性结果的Ⅲ期研究CheckMate-274首次公布结果,纳武利尤单抗延长中位无病生存

(disease-free survival，DFS)至 2 倍，显著降低术后复发风险，有望为此部分患者提供更好的治疗选择。该患者术后予以免疫检查点抑制剂治疗，希望能够延长无病生存。但患者同时存在多种风湿结缔组织疾病，一项回顾性分析 30 例包含类风湿关节炎、炎症性肠病、系统性红斑狼疮等自身免疫性疾病的恶性黑色素瘤患者应用 ipilimumab 数据分析，其中 13 例（43%）的患者同时使用小剂量免疫抑制剂，包括小剂量泼尼松和/或羟氯喹。结果显示27%患者原有疾病加重，33%患者出现严重的 irAEs，而总体肿瘤应答率仅为 30%。该患者目前仍口服激素，一篇纳入 16 项研究共计 4 045 例患者的关于使用激素对 ICI 疗效的影响的 Meta 分析显示，激素会明显削弱免疫治疗的疗效。鉴于患者使用免疫检查点抑制剂期间反复发生风湿疾病活动，不建议重启免疫检查点抑制剂治疗。

心内科医生说

患者原有类风湿关节炎、干燥综合征、多发性肌炎等数种自身免疫疾病病史，在使用免疫药物之后出现肌炎，目前仍在激素治疗中，且激素日用量较大，泼尼松 20 mg/d，心肌损伤标志物 cTnT 在使用靶向药物之后也出现升高，目前不建议重启免疫治疗。完善心脏 MRI 检查以明确诊断，同时密切监测心肌标志物，指导激素逐渐减量至停药。

临床药师说

回顾性研究显示合并自身免疫性疾病的患者接受免疫治疗后可出现原有病情加重，经激素治疗后大多得到控制，对此类患者是否应给予免疫治疗或重启免疫治疗需充分评估获益风险比。根据诺氏药物不良反应评估量表评估本例患者免疫相关性肌炎得分为

7分,考虑很可能为替雷利珠单抗的不良反应。但免疫相关性心肌炎证据不足。有必要进一步行心脏 MRI 检查协助诊断。患者经激素治疗后肌酶下降,肌炎好转,心肌标志物无明显好转。为谨慎起见,不建议重启免疫治疗。

临床诊疗经过

谨慎选择,多科讨论,尤其与相应专科紧密合作。原发自身免疫性疾病控制良好(泼尼松<10 mg/d),可以考虑使用免疫检查点抑制剂。神经系统自身免疫性疾病或严重自身免疫性疾病不建议使用免疫检查点抑制剂。

病例亮点及难点

该肿瘤患者特殊之处在于合并自身免疫性疾病,这类情况在临床不多见。在治疗过程中需要检测自身免疫性疾病是否有病情波动,同时在需要鉴别相关指标异常是风湿性疾病波动所致,还是抗肿瘤治疗的不良反应,对患者后续抗肿瘤方案制定具有重要的决定性意义。回顾性研究显示合并自身免疫性疾病的患者接受免疫治疗后可出现原有病情加重,经激素治疗大多得到控制。因此,对此类患者是否应进行免疫治疗需充分评估获益风险比。

该患者肿瘤免疫治疗过程中出现心肌酶、肌酶异常,需要进一步随访心肌标志物、肌酶、ECG,同时完善 UCG、心脏 MRI 进一步明确病情。随着 cTnT 检测的推广,很多中心在治疗过程中会忽略 CK 的检测。临床工作中,曾遇到患者免疫治疗过程中,cTnT、ECG、UCG 正常,但患者无任何临床症状。外院为排查免疫性心肌炎建议来我院 MDT 门诊就诊。安排患者进行 CK、CK - MM 检查结果显示为正常参考值上限 60 余倍,而此时 cTnT 在正常范围,后诊断为免疫性肌炎。本例患者根据诺氏药物不良反应评估量表评估免疫相关性肌炎得分为 7 分,考虑很可能为替雷利珠单抗的不良反应,但免疫相关性心肌炎证据不足。故而后续针对免疫性肌炎进行治疗干预。

(夏　雪)

11 亚临床型心肌炎应如何处理

病例摘要

患者,男,65岁。

主诉:胃恶性肿瘤术后1年,心肌标志物升高1个月。

现病史:患者2020年9月因呕吐于外院就诊,胃镜发现贲门-胃底巨大不规则新生物,胃镜病理:贲门下腺癌。2020年10月26日至我院门诊行腹腔、盆腔增强CT:胃底贲门恶性肿瘤,见腹腔多发肿大淋巴结(图11-1)。患者于2020年11月3日在我院行腹腔镜检查+全胃切除术。术后病理:(全胃)溃疡型腺癌,分化Ⅱ级,Lauren分型混合型,癌组织浸润胃壁浆膜层及食管壁鳞状上皮下,神经束见瘤侵犯,淋巴管内可见癌栓,瘤组织侵犯静脉壁。淋巴结(18/24)阳性。患者术后使用SOX方案(奥沙利

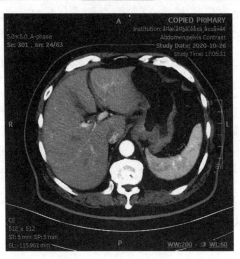

图 11‑1　患者腹部 CT

铂和替吉奥）化疗 2 次，并于 2021 年 1 月 18 日至 2021 年
2 月 20 日行辅助放疗，针对瘤床总剂量 DT 5 250 cGy/25
fx，淋巴引流区剂量 DT4 500 cGy/25 fx，同步口服替吉奥
化疗。2021 年 3 月 6 日予以替吉奥单药治疗 1 周期，2021
年 3 月 27 日予以 SOX 方案化疗，患者诉化疗以来夜间反
酸、烧心严重。患者 2021 年 4 月 22 日复查 PET/CT 提示
腹膜后淋巴结转移，故于 2021 年 4 月 28 日起予姑息二线
治疗：白蛋白紫杉醇 200 mg q2w，共 6 周期，末次治疗时间
为 2021 年 7 月 10 日，疗效评估疾病进展。患者于 2021
年 7 月 30 日、2021 年 8 月 20 日、2021 年 9 月 10 日行姑
息三线"纳武利尤单抗＋安罗替尼"治疗，3 周期后复查评

估疾病稳定。患者 2021 年 9 月 29 日拟进行第 4 次治疗时,查心肌标志物:cTnT:0.033 ng/ml,NT‐proBNP: 124.0 pg/ml。患者无胸闷、胸痛、心悸、双下肢水肿等不适主诉,后复查心肌标志物,2021 年 10 月 6 日和 2021 年 10 月 14 日 cTnT 分别为 0.036 ng/ml 及 0.038 ng/ml。

既往病史:既往有高血压病史 7 年,最高血压 160/ 90 mmHg,平时服用氨氯地平控制良好;有糖尿病病史 5 年,平时服用二甲双胍,自述血糖控制良好,余无殊。

专科查体:患者本人未至现场就诊,故无。

辅助检查:

UCG(2021‐7‐27):主动脉瓣钙化伴轻度偏多反流, LVEF:66%,左房直径 40 mm。

ECG(2021‐7‐26):窦性心律,QRS 电轴左偏。

UCG(2021‐9‐29):左心房增大(41 mm);主动脉钙化伴轻度偏多反流,LVEF:66%。

ECG(2021‐9‐29):窦性心律,左前分支传导阻滞(图 11‐2)。

心肌标志物(2021‐8‐19):cTnT:0.020 ng/ml; NT‐proBNP:124.0 pg/ml。

心肌标志物(2021‐9‐9):cTnT:0.031 ng/ml。

心肌标志物(2021‐9‐29):cTnT:0.033 ng/ml; NT‐proBNP:124.0 pg/ml。

心肌标志物(2021‐10‐6):cTnT:0.036 ng/ml。

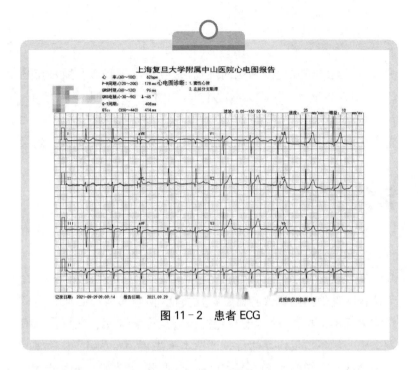

图 11 – 2　患者 ECG

肿瘤内科医生说

　　患者为晚期胃腺癌,多处淋巴结转移,使用姑息一线 SOX 方案、姑息二线紫杉类药物疗效不佳,姑息三线参加临床研究,予以免疫检查点抑制剂联合抗血管生成靶向药物治疗。患者 4 周期治疗后心肌损伤标志物轻度升高,无任何临床表现,考虑亚临床型心肌炎可能大,可以完善心脏 MRI 检查明确有无心肌炎症改变。患者为无症状型生化指标稳定型心肌炎,可暂缓免疫检查点抑制剂抗肿瘤治疗,加用心脏保护剂及调节微循环药物,密切观察随访心肌损伤标志物变化。

心内科医生说

这又是一例在免疫和靶向药物治疗后，出现轻微心肌标志物 cTnT 升高的病例，患者无不适主诉，同时心力衰竭标志物 NT - proBNP 正常水平。患者暂缓治疗观察 1 周，心肌标志物稳定，无进一步上升。考虑为免疫相关亚临床型心肌炎，irAE 1 级。建议完善心脏 MRI 检查。

临床药师说

患者使用氟尿嘧啶类、铂类、紫杉类过程中未见心血管不良事件，安罗替尼联合纳武利尤单抗治疗 3 个周期，结合心肌标志物（cTnT 轻度升高、NT - proBNP 正常）、心脏超声检查结果，尽管无法排除其他药物所致心血管毒性可能，但与其典型心血管不良反应表现不甚相符，故考虑与免疫检查点抑制剂相关性更大。根据诺氏药物不良反应评估量表评估本例患者得分为 4 分，考虑可能为纳武利尤单抗所致免疫相关性心肌炎，可先暂停免疫治疗。如经 MRI 检查协助诊断明确免疫相关性心肌炎后，患者仍无相关临床症状，可不予激素治疗。对此类轻症免疫相关性心肌炎患者在无其他有效治疗手段的情况下，可以考虑在严密监护下尝试重启免疫治疗。

临床诊疗经过

根据目前情况属于亚临床稳定型心肌炎，建议完善心脏 MRI 检查。继续目前药物治疗。

患者完善心脏 MRI 检查（2021 - 10 - 20）：左心室心肌少许水肿伴少许延迟强化，心肌炎可能性大。患者加用曲美他嗪、西红花总苷片营养心肌、改善微循环，随访。

复查 cTnT:

cTnT(2021 - 10 - 23):0.035 ng/ml。

cTnT(2021 - 10 - 26):0.030 ng/ml。

cTnT(2021 - 10 - 29):0.027 ng/ml。

病例亮点及难点

患者在多种药物治疗后出现心肌损伤,需要排查具体导致心肌损伤的药物。因患者使用氟尿嘧啶类、铂类、紫杉类过程中未见心血管不良事件,而安罗替尼联合纳武利尤单抗治疗 3 个周期后 cTnT 轻度升高、NT - proBNP 正常,尽管无法排除其他药物所致心血管毒性可能,但与其典型心血管不良反应表现不甚相符,考虑与免疫检查点抑制剂相关性更大。

根据诺氏药物不良反应评估量表评估本例患者得分为 4 分,考虑可能为免疫相关性心肌炎,可先暂停免疫治疗,如患者无症状可不予激素治疗。对此类轻症免疫相关性心肌炎患者如无其他有效治疗手段,可以考虑在严密监护的情况下尝试重启免疫治疗。

(许宇辰)

12 亚临床型心肌炎还能再挑战免疫治疗吗

病历摘要

患者,男,55岁。

主诉:确诊食管恶性肿瘤1年余,心肌标志物异常9天。

现病史:患者2020年无明显诱因出现进食后梗阻,至当地医院就诊,胃镜(2020 - 4 - 9):距门齿33 cm可见菜花样新生物。胃镜病理:食管鳞状细胞癌。PET/CT(2020 - 4 - 16):结合病史,提示食管胸下段恶性肿瘤(图12 - 1)。患者2020年4月27日开始行新辅助放化疗,针对食管肿瘤原发灶及周围淋巴引流区行调强适形放疗(intensity modulated radiation therapy,IMRT),放疗期间行周剂量同步化疗增敏(白蛋白紫杉醇100 mg + 顺铂50 mg)3周期,后替吉奥口服1周期。患者2020年6月

29 日行食管癌根治术,术后病理结果:(新辅助治疗后)病变区全部取材,食管壁全层可见纤维化,较多炎症细胞浸润及多核巨细胞反应,符合治疗后改变。残留肿瘤组织约占瘤床体积的 20%。部分食管壁内鳞状细胞癌组织,高分化,侵犯食管外膜层,神经、脉管(+),切缘(−),淋巴结(0/11)。患者术后恢复可,2020 年 8 月 11 日、2020 年 9 月 4 日行术后第 1~2 周期白蛋白紫杉醇+卡铂方案化疗:白蛋白紫杉醇 200 mg d1、d8 + 卡铂 500 mg q3w。2021 年 5 月 19 日行术后辅助免疫治疗:纳武利尤单抗 360 mg q3w。患者用药后无不适,拟行第 2 周期治疗前复查 cTnT 异常,为评估心脏情况能否继续免疫治疗,故来我院肿瘤心脏病 MDT 门诊就诊。

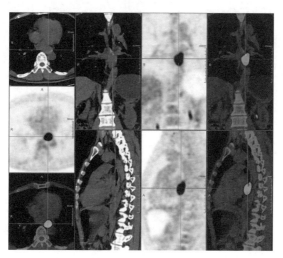

图 12‑1　患者 PET/CT

既往病史：否认既往慢性病史。

专科查体：神清，一般情况可。两肺未闻及干、湿啰音。心率 72 次/分，律齐，双下肢不肿。

辅助检查：

心肌标志物（2021 - 6 - 9）：cTnT：0.087 ng/ml。

心肌标志物（2021 - 6 - 18）：cTnT：0.054 ng/ml；CK - MB 质量：2.5 ng/ml；肌红蛋白：< 21.0 ng/ml；NT - proBNP：72.2 pg/ml。

ECG（2021 - 6 - 18）：窦性心动过速（图 12 - 2）。

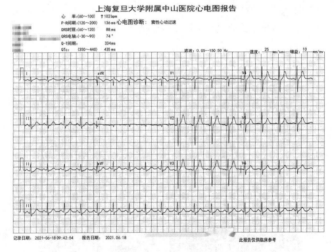

图 12 - 2　患者 ECG

UCG（2021 - 06 - 15）：左心室舒张功能减退；二尖瓣、三尖瓣轻度反流；LVEF：62%。

肿瘤内科医生说

对于可切除局部晚期食管癌，新辅助放、化疗序贯手术的三联治疗模式是目前广泛采用的标准治疗方案。该患者新辅助治疗联合根治术，术后残留肿瘤约占原瘤床 20%，对于新辅助治疗后有残留病灶的患者，目前并没有标准推荐的辅助治疗方案可用。根据 CheckMate 577 研究结果，食管癌新辅助放化疗后，术后标本评估有残留肿瘤患者，接受纳武利尤单抗较安慰剂而言，可获得更长时间无病生存，降低 31% 的死亡风险。与此同时，术后免疫辅助治疗也会带来更多不良反应。与安慰剂组相比，纳武利尤单抗任意级别的治疗相关不良事件（TRAE）发生率分别为 71%、46%，严重 TRAE 发生率分别为 8%、3%。免疫相关 TRAE 分析发现，免疫辅助治疗的 TRAE 主要包括内分泌系统毒性、胃肠道毒性、肝脏毒性等。该名患者临床表现为无症状型亚临床心肌酶升高，ECG 和 UCG 检查无异常，首先考虑免疫相关心肌炎可能。可继续完善心脏 MRI 检查，评估有无心肌炎症水肿改变，同时随访心肌酶动态变化。若该患者复查心肌酶水平稳定，可考虑在密切监测随访情况下重启免疫治疗。

心内科医生说

患者在免疫治疗第 2 周期治疗前发现心肌标志物 cTnT 轻度升高，无临床症状，ECG 和 UCG 检查结果正常，诊断为免疫相关心肌炎，irAE 1 级、亚临床型。目前停用免疫药物后心肌标志物有恢复趋势。目前主要讨论是否重启免疫治疗。患者有强烈意向，心血管专科方面目前无禁忌，可在随访心肌标志物的前提下进行。主要需要评估目前抗肿瘤治疗应用免疫检查点抑制剂是否有获益。

临床药师说

食管癌围手术期免疫治疗目前获批适应证主要应用于新辅助治疗,术后辅助治疗尚未获批。患者在接受一次免疫单药治疗后出现 cTnT 升高,但无任何症状,其他检查结果均为阴性,停药后 cTnT 逐渐下降。根据诺氏药物不良反应评估量表评估本例患者得分为 6 分,考虑很可能为纳武利尤单抗所致免疫相关性心肌炎。尽管为超说明书用药,但鉴于患者强烈的治疗意愿,可以在密切随访的条件下再次尝试免疫治疗。

临床诊疗经过

患者考虑亚临床心肌损伤,无需使用激素,予以沙库巴曲缬沙坦钠 25 mg bid 口服。

心脏 MRI(2021 - 6 - 23):左心室心肌散在少许水肿伴延迟强化,心肌炎可能性大。

心肌标志物(2021 - 7 - 21):cTnT:0.021 ng/ml。

患者 2021 年 7 月 22 日重启第 2 周期免疫治疗,期间持续口服沙库巴曲缬沙坦钠。

心肌标志物(2021 - 9 - 15):cTnT:0.018 ng/ml。

复查胸腔、腹腔、盆腔增强 CT(2021 - 10 - 13):未见复发转移。

病例亮点及难点

对于亚临床型生化指标稳定型心肌炎,是否需要干预,以及如何干预,目前并无标准治疗方案。对于此例患者,心肌损伤标志物 cTnT 升高不多,随访期间有所下降,可以考虑密切随访。但该患者为食管癌新辅助治疗根治术后,术后病理显示残留肿瘤组织约占瘤床体积的 20%。对于食道癌新辅助治疗后病理未能达到完全缓解患者,辅助免疫治疗有生存获益。患者希望在心肌标志物恢复后,尽快继续后续免疫治疗。但是,对于亚临床型生化指标稳定型心肌炎,使用激素干预有过度治疗风险。因此,我们尝试非激素类干预方法,首次尝试予小剂量沙库巴曲缬沙坦口服,并且在后续重启免疫治疗后,继续使用沙库巴曲缬沙坦口服保护心脏。目前心肌损伤标志物正常水平,未再出现心肌炎。但该患者是使用沙库巴曲缬沙坦后心肌标志物恢复,还是心肌炎自然病程转归不得而知,仍需后续进一步临床研究探索。

（陈　洁）

第二章
免疫检查点抑制剂相关其他不良反应累及心脏

13 免疫相关性甲状腺功能减退 cTnT 会升高吗

病 历 摘 要

患者,女,68 岁。

主诉:确诊结肠癌 3 年,心肌标志物升高 10 天。

现病史:患者 2018 年 3 月体检发现升结肠占位及右肺占位,2018 年 3 月 29 日于外院行右半结肠癌根治术,术后病理:右半结肠腺癌,侵犯全程,Ⅱ级,切缘(-),淋巴结(2/26)阳性。术后患者因伤口脂肪液化未辅助治疗。2018 年 5 月 28 日外院胸腔镜下行右肺结节切除术,术后病理:肠型腺癌,考虑肠癌转移。2018 年 6 月 16 日开始行 XELOX 方案化疗共 8 周期,结束时间 2018 年 11 月 18 日。2019 年 3 月复查胸部 CT 示两肺结节较前增大、增多,较大者直径 6 mm。2019 年 5 月 5 日开始行姑息二线 FOLFIRI(伊立替康、亚叶酸钙和 5 - 氟尿嘧啶)化疗 9

周期,结束时间 2019 年 12 月 24 日,疗效评估疾病稳定。患者于 2020 年 1 月 13 日开始口服替吉奥维持治疗至 2020 年 1 月 24 日,因手足综合征无法耐受停药。2020 年 3 月 23 日开始姑息三线伊立替康联合贝伐珠单抗治疗,末次 2020 年 7 月 25 日,因疾病进展停药。2020 年 8 月开始姑息四线瑞戈非尼+信迪利单抗治疗 3 周期,第 3 周期治疗后出现全身皮疹,后续调整为瑞戈非尼单药治疗。患者于 1 个月前出现乏力,无胸闷、胸痛,无气促,无水肿,10天前检查发现心肌标志物异常,故来我院肿瘤心脏病 MDT 门诊就诊。

既往病史:有高血压史 20 年余,药物控制可(具体不详)。有糖尿病史 20 年余,药物控制可。否认心血管病家族遗传史。否认肝炎、结核等传染病史。

专科查体:BP:120/70 mmHg,神清,气平,营养中等。颈软,气管居中,甲状腺未及肿大,双侧眼睑水肿。双肺呼吸音清,未及干、湿啰音。心前区无隆起,心界不大,心率 78 次/分,律齐,无杂音。腹部平软,无压痛及反跳痛,肝、脾肋下未及,肝、肾区无叩击痛,肠鸣音不亢进,移动性浊音(-),双下肢水肿。神经系统检查(-)。

辅助检查:

心肌标志物(2021-5-10):cTnT:0.098 ng/ml;肌酸激酶同工酶:28.34 ng/ml;肌红蛋白:577 ng/ml。NT-proBNP:1.57 pg/ml。

心肌标志物(2021-5-21):cTnT:0.097 ng/ml;肌酸激酶同工酶:28.34 ng/ml;肌红蛋白:735 ng/ml。CK:

3 749 U/L；CK‐MB：71 U/L；CK‐MM：3 678 U/L。
NT‐proBNP：10. 1 pg/ml。

甲状腺功能（2021‐5‐21）：TSH＞100 μIU/mL，T3、
T4、FT3、FT4 均正常。

肾上腺皮质功能：ACTH、皮质醇正常。

肾功能：肌酐：140 μmol/L；尿酸：466 μmol/L。

肝功能：正常。

UCG（2021‐5‐21）：主动脉瓣局部钙化，少量心包积
液，LVEF：63%。

ECG（2021‐5‐21）：窦性心律，肢体导联低电压，左
胸导联低电压，QRS 电轴右偏，Ⅲ、aVF 导联呈 QS 型，
V5、V6 导联 r 波递增不良（图 13‐1）。

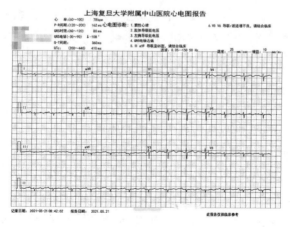

图 13‐1　患者 ECG

心肌标志物（2021 - 5 - 25）：cTnT：0.084 ng/ml；CK - MB 质量：31 ng/ml。CK：3 229 U/L；CK - MB：61 U/L；CK - MM：3 168 U/L。NT - proBNP：10.1 pg/ml。

肿瘤内科医生说

该患者肿瘤诊断为右半肠癌肺转移，目前原发病灶已经切除，肺内病灶为多发，不可根治。患者姑息四线瑞戈非尼联合免疫检查点抑制剂序贯瑞戈非尼单药治疗中，近期出现乏力及 cTnT 升高，至我院进一步就诊发现甲状腺功能减退（简称甲减）。患者 ACTH 及皮质醇正常，考虑为原发性甲减，与免疫检查点抑制剂相关。甲减几乎可以影响到所有主要器官，心血管系统的影响最为多见。甲减患者更易发生心肌损伤和心包积液。该患者心肌损伤标志物升高，是继发于甲减，还是免疫性心肌炎，仍需心脏 MRI 进一步完善鉴别诊断。

心内科医生说

患者在抗肿瘤治疗采用靶向和免疫治疗 9 个月后出现乏力伴下肢水肿，心肌损伤标志物 cTnT 出现轻度升高，应考虑到存在免疫性心肌炎的可能。进一步检查发现甲状腺功能低下，肌酶升高明显，激素水平检查排除累及下丘脑-垂体轴，诊断为免疫相关原发性甲状腺炎。患者的心力衰竭标志物 NT - proBNP 一直处在正常水平，UCG 也提示左心室各节段收缩活动正常，LVEF 为 63%，需要完善心脏 MRI 检查证实是否存在免疫性心肌炎。临床上甲减患者常合并心肌损伤，可以出现心动过缓、心排量减低、心脏扩大和心包积液。在本例患者中,究竟是免疫药物同时引起心脏和甲状腺病变,还是甲减进一步引发心肌病变尚未可知,仍需完善检查以及观察患者补充甲状腺素后疾病转归情况。

临床药师说

本例患者 T3、FT3、T4、FT4 均正常,TSH 显著升高,考虑为免疫相关性甲状腺功能异常而非垂体炎继发甲状腺功能异常。甲状腺功能减退性心脏病并不罕见,临床可表现为心律失常、心功能不全、心包积液等,同时可伴有贫血、水钠潴留、高血脂。本例患者 UCG 提示少量心包积液,但 LVEF 正常;ECG 为窦性心律,肢体导联低电压,左胸导联低电压,QRS 电轴右偏;心肌标志物升高。综合诸项检查结果无法明确鉴别是免疫相关性心肌炎还是甲减引发心肌病变。如果后续甲状腺激素治疗后相关症状有所改善,可能更倾向于甲减引发心肌病变的诊断。

临床诊疗经过

患者进一步完善检查,心脏 MRI(2021 - 6 - 11):左心室心肌散在水肿伴少许延迟强化,心肌炎可能性大。结合患者病史及 cTnT、甲状腺功能指标改变,考虑免疫性心肌炎、甲状腺炎。由于患者目前肿瘤控制情况尚稳定,于 2021 年 5 月 22 日暂停抗肿瘤治疗,并开始口服左甲状腺素钠 25 μg qd,至 2021 年 5 月 25 日加量至 50 μg qd,降压药物调整为缬沙坦氨氯地平 1 片 qd,同时予以托拉塞米 10 mg qd 利尿减轻心脏前负荷,至 2021 年 6 月 7 日加用曲美他嗪 20 mg tid 营养心肌,2021 年 6 月 11 日起左甲状腺素钠加量至 75 μg qd,同时以辅酶 Q、曲美他嗪营养心肌,继续用托拉塞米、螺内酯利尿,2021 年 6 月 18 日左甲状腺素钠加量至 100 μg qd,继续监测心肌标志物、甲状腺功能指标。通过补充甲状腺素替代治疗,观察到患者乏力、水肿症状改善,以及肌酶和心肌酶逐渐恢复,故未予激素冲击。

心肌标志物(2021-6-2):cTnT:0.079 ng/ml;CK-MB质量:21.5 ng/ml。CK:1 791 U/L;CK-MB:40 U/L;CK-MM:1 751 U/L。NT-proBNP:13.7 pg/ml。

心肌标志物(2021-6-7):cTnT:0.106 ng/ml;CK-MB质量:30.3 ng/ml;肌红蛋白:327 ng/ml;NT-proBNP:19.5 pg/ml。

甲状腺功能(2021-6-7):TSH:85.6 μIU/mL;T3、FT3、T4、FT4正常。

肝、肾功能:血肌酐:132 μmol/L;肝功能正常。

心肌标志物(2021-6-11):cTnT:0.085 ng/ml;CK-MB质量:24.6 ng/ml;肌红蛋白:249 ng/ml。NT-proBNP:13.7 pg/ml。CK:1 293 U/L;CK-MB:38 U/L;CK-MM:1 255 U/L。

心脏MRI(2021-6-11):左心室心肌散在水肿伴少许延迟强化,心肌炎可能性大,室间隔增厚,心包积液。

心肌标志物(2021-6-25):cTnT:0.052 ng/ml;CK-MB质量:18.6 ng/ml;肌红蛋白:137 ng/ml。NT-proBNP:15.2 pg/ml。CK:658 U/L;CK-MB:32 U/L;CK-MM:626 U/L。

甲状腺功能(2021-6-25):TSH:37 μIU/ml;FT3、FT4正常。

心肌标志物(2021-7-8):cTnT:0.038 ng/ml;CK-MB质量:12.6 ng/ml;肌红蛋白:76.6 ng/ml。NT-proBNP:18.8 pg/ml。CK:242 U/L;CK-MB:20 U/L;CK-MM:222 U/L。

甲状腺功能(2021-8-3):TSH:5.22 μIU/ml;T3、T4、FT3、FT4正常。

心肌标志物(2021-8-3):cTnT:0.031 ng/ml;CK:199 U/L;CK-MB:26 U/L;CK-MM:173 U/L。

病例亮点及难点

　　该肿瘤患者使用免疫检查点抑制剂及抗血管靶向治疗 9 个月,出现心肌损伤标志物升高,进一步检查发现存在免疫检查点抑制剂所致原发性甲减。需要鉴别该患者心肌损伤是甲减所致还是由免疫治疗所致。心脏 MRI 检查可见典型左心室心肌散在水肿伴少许延迟强化的心肌炎表现,考虑为免疫性心肌炎、甲状腺炎。免疫性原发性甲状腺炎予以甲状腺素替代治疗即可,而心肌炎则需要使用激素冲击治疗。是否予以激素治疗也是决策难点。该名患者停止抗肿瘤治疗后,通过补充甲状腺素替代治疗,观察到患者乏力及水肿症状改善,肌酶和心肌酶逐渐恢复,未予激素冲击治疗。

（施根灵）

14 纳差、乏力是何故

病历摘要

患者,男,70岁。

主诉: 确诊小细胞肺癌9个月,纳差、乏力、胸闷2个月。

现病史: 患者2020年6月下旬出现声音嘶哑,伴咳嗽、咳痰,咳灰白色黏痰于外院就诊。2020年8月6日右锁骨上肿大淋巴结穿刺示转移性癌,倾向于小细胞肺癌。2020年8月11日PET/CT示:右前上纵隔软组织肿块伴高代谢,累及右肺上叶,纵隔型肺癌待排;右上肺内多发小结节,部分代谢增高;右侧锁骨上、纵隔、肺门、贲门旁多发淋巴结转移,累及腔静脉及左侧喉返神经,致左侧声带松弛;肝左叶转移。患者2020年8月24日、9月15日、10月12日、11月9日予以4周期阿替利珠单抗联合EP方案(依托泊苷和顺铂)治疗,后续7周期阿替利珠单抗单药

维持治疗。治疗期间肿瘤评估为部分缓解。患者 2021 年
2 月 2 日拟行第 8 周期阿替利珠单抗治疗时,出现胸闷,
ECG 示:窦性心律;房性早搏连发;完全性右束支传导阻
滞;T 波改变(T 波在 Ⅰ、aVL、Ⅱ、aVF 导联低平)。同
时自觉乏力、纳差明显,近期体重下降 5 kg。现来我院肿
瘤心脏病 MDT 门诊就诊。

既往病史:否认心脏病、糖尿病等病史。否认肝炎、结
核等传染病史。否认手术史及外伤史。既往吸烟史 40
年,1 包/天;饮酒史 40 年,3 两白酒/天。

专科查体:T:36.5℃,P:80 次/分,R:18 次/分,BP:
122/64 mmHg。神清,精神萎。全身浅表淋巴结无肿大,
巩膜无黄染,双肺呼吸音低,未及干、湿啰音。心率 76 次/
分,律齐,未及明显杂音。腹软,肝、脾肋下未及,肝肾区无
叩击痛,无压痛及反跳痛,双下肢无明显水肿。

辅助检查:

心肌标志物(2021 - 3 - 5):cTnT:0.009 ng/ml;NT -
proBNP:65.1 pg/ml。

UCG(2021 - 3 - 8):静息状态下未见异常(图 14 -
1)。

外院 ECG(2021 - 4 - 7):窦性心律;完全性右束支传
导阻滞;T 波改变(T 波在 V4 导联低平)。

外院 holter(2021 - 4 - 17):基本心律为窦性 + 异位,
平均心率为 90 次/分;频发室上性异位搏动 15 359 个;全
程为完全性右束支传导阻滞;未见缺血型 ST - T 改变。

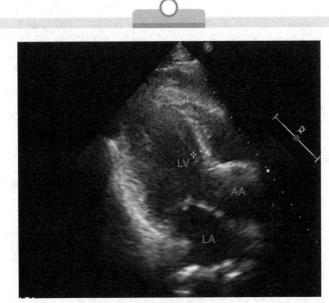

图 14 - 1　患者 UCG

注：LV，左心室；LA，左心房；AA，升主动脉。

肿瘤内科医生说

　　该患者肿瘤确诊为广泛期小细胞肺癌（ED - SCLC），目前治疗策略以姑息治疗为主。小细胞肺癌约占所有肺癌的 15%，吸烟与其密切相关，男性发病率较高。含铂化疗是 ED - SCLC 的标准治疗方案，顺铂＋依托泊苷是首选化疗方案，1 年和 2 年生存率分别为 29.4% 和 7%。根据 IMpower 133 研究结果显示，在 EP 方案基础上，加用阿替利珠单抗相比于 EP 方案，可以显著延长 PFS 和 OS。基于此，美国食品和药品管理局（Food and Drug Administration，FDA）和欧洲药品管理局（European Medicines

Agency，EMA)批准阿替利珠单抗＋化疗用于 SCLC 患者的一线治疗。IMpower 133 研究的免疫相关不良反应(adverse event，AE)发生率为 39.9%，3~4 级 AE 发生率中常见皮疹为 2%、肝炎为 1.5%、输液相关反应为 2% 和肺炎为 0.5%。该患者姑息一线采用标准阿替利珠单抗＋依托泊苷＋顺铂方案化疗，中期疗效评估也达到部分缓解，后续改为维持治疗。但是该患者在免疫维持治疗期间，出现纳差、乏力、体重下降以及 ECG 改变，首先需完善影像学检查，评估是否为肿瘤进展导致；其次，该患者长期接受免疫治疗，不能除外 irAE。目前该患者 ECG 表现不能完全解释纳差、乏力和体重下降，需结合全身影像学及其各系统免疫不良反应检查明确诊断。

心内科医生说

该患者就诊时表现为明显乏力、纳差，为非特异性症状，但心血管理化检查方面，不支持心肌损伤，即患者症状和检查结果不匹配。临床医生这时候需要了解到，很多抗肿瘤治疗的不良反应是全身性的，可能存在多个系统的损伤，进一步筛查可以避免漏诊。

临床药师说

纳差、乏力为肿瘤患者治疗过程中普遍存在的临床表现，不具有特异性。患者有阿替利珠单抗治疗病史，目前不能排除免疫检查点抑制剂相关不良反应可能。患者目前心肌损伤标志物阴性，可基本排除免疫性心肌炎的诊断。可进一步完善甲状腺功能和肾上腺皮质功能检测，明确有无免疫相关性肾上腺皮质功能减退或甲状腺功能减退。免疫相关性肾上腺皮质功能减退及甲状腺功能减退也是导致患者纳差、乏力的重要原因。

临床诊疗经过

患者进一步完善各项检查。

2021 年 4 月 23 日：ACTH：<1.5 pg/ml；皮质醇：1.7 nmol/l；餐后血糖：4.7 mmol/L；D-二聚体：0.88 mg/L；cTnT：0.009 ng/ml；NT - proBNP：101.0 pg/ml；FT3：5.4 pmol/L；FT4：10.2 pmol/L；TSH：3.630 μIU/ml；尿素：6.2 mmol/L；肌酐：73 μmol/L；尿酸：362 μmol/L；钠：137 mmol/L；钾：4.2 mmol/L；氯：100 mmol/L；CK：56 U/L；CK - MB：12 U/L；CK - MM：44 U/L；总胆红素：8.7 μmol/L；直接胆红素：3.7 μmol/L；总蛋白：65 g/L；白蛋白：37 g/L；ALT：17 U/L；AST：30 U/L。

24 小时尿白蛋白定量：14.7 mg/24 h。

24 小时血、尿同步电解质：血钾：3.8 mmol/L；尿钾：35.4 mmol/24 h。

患者检查显示皮质醇和 ACTH 显著降低，继发性肾上腺皮质功能减退诊断明确，FT3 正常低限，FT4 降低，TSH：2.6 μIU/ml，考虑存在继发性甲状腺功能减退。患者尿量、尿比重正常，垂体后叶功能正常。结合患者用药病史，考虑 irAE 可能性大，予以氢化可的松琥珀酸钠 100 mg 冲击 2 天，后续予以醋酸可的松（8am 予以 25 mg，4pm 予以 12.5 mg）生理剂量替代，左甲状腺素钠 25 μg qd 替代治疗。患者经治疗纳差、乏力、胸闷症状缓解。

病例亮点及难点

该患者使用免疫检查点抑制剂后出现胸闷和 ECG 异常，考虑不能除外免疫检查点抑制剂相关心脏不良反应，故至肿瘤心脏病 MDT 门诊诊治。但询问病史发现患者有明显纳差、乏力主诉，实验室检查皮质醇和 ACTH 显著降低，继发性肾上腺皮质功能减退诊断明确，FT3 正常低限，FT4 降低，TSH：2.6 μIU/ml，考虑存在继发性甲状腺功能减退。免疫检查点抑制剂通过调控免疫应答杀伤肿瘤细胞的同时，过度活化的免疫细胞也可能导致机体产生自身免疫损伤，即 irAEs。免疫检查点抑制剂引起的 irAEs 涉及多个系统。内分泌腺体血供丰富的特点可能增加了其对上述机制的敏感性，从而成为较常受累的靶点之一。免疫检查点抑制剂相关肾上腺皮质功能减退（primary adrenal insufficiency，PAI）的诊断主要根据免疫检查点抑制剂用药史、临床表现、血皮质醇和 ACTH 水平，必要时行 ACTH 兴奋试验与继发性肾上腺皮质功能减退鉴别。治疗上根据病情分级，选择相应的糖皮质激素种类和剂量进行替代治疗，再评估病情是否需要补充盐皮质激素及对症处理。

（陈 洁）

15 眼睑下垂与甲状腺炎

病历摘要

患者,男,59 岁。

主诉:确诊梨状窝鳞癌 6 年,乏力半年,眼睑下垂 2 个月。

现病史:患者 2015 年喉咽新生物活检病理:(左侧梨状窝)鳞状细胞癌,Ⅱ级,于 2015 年 6 月起行局部放疗,同步共行 4 周期 PF 方案(顺铂和 5 - 氟尿嘧啶)化疗。患者定期复查,2019 年 9 月 3 日行 PET/CT 检查,结果考虑双侧颈部、左侧锁骨区、胸骨上窝及左侧腋窝淋巴结转移。患者于 2019 年 9 月 3 日行颈部淋巴结穿刺活检,术后病理:转移性低分化癌。2019 年 9 月起行 4 周期免疫联合化疗:紫杉醇 220 mg + 奥沙利铂 220 mg + 卡瑞利珠单抗 200 mg,每 3 周一次,及序贯 13 周期免疫治疗(卡瑞利珠单抗 200 mg,每 3 周一次)至 2020 年 9 月。患者 2020 年 9 月因出现乏力、进食受限症状,故暂停免疫治疗。患者

2021年1月开始出现眼睑下垂伴乏力加重。

既往病史：否认高血压、心脏病、糖尿病等病史。否认肝炎、结核等传染病史。否认外伤史。否认青霉素、磺胺类等药物过敏史。

专科查体：T：37℃，P：70次/分，R：18次/分，BP：120/80 mmHg。神清，一般情况可，双侧眼睑水肿明显，伴眼睑下垂（图15-1）。双肺呼吸音清，无干湿啰音。心率70次/分，律齐，未及明显杂音。腹软，无压痛及反跳痛，肝、脾肋下未及。双下肢无明显水肿。

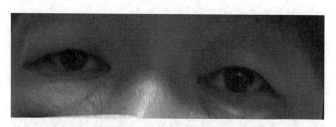

图15-1　患者双侧眼睑水肿，伴眼睑下垂

辅助检查：PET/CT（2020-10-13）：下咽部恶性肿瘤综合治疗后病例，与本院 PET/CT（2019-9-3）图像比较：①原双侧颈部及左侧锁骨区病变淋巴结较前明显缩小、减少，糖代谢明显减低；左侧腋窝病变淋巴结肿瘤基本失活，胸骨上窝病变淋巴结消失；②两肺少许慢性炎症，心包及双侧胸腔少量积液；③盆腔少量积液。

颈部 CT 平扫＋增强（2021-2-4）：下咽恶性肿瘤治疗后改变，较 2020-7-4 片相仿；两侧颈部及颌下淋巴结部分较前稍增大。

心肌标志物(2021 - 3 - 11)：cTnT：0.066 ng/mL；NT - proBNP：52.9 pg/mL。

ECG(2021 - 3 - 12)：窦性心律，肢体导联低电压。

甲状腺功能(2021 - 3 - 17)：FT3：＜0.6 pmol/L；FT4：0.9 pmol/L；TSH：＞100.0 μIU/ml。

心肌标志物(2021 - 3 - 17)：cTnT：0.066 ng/ml；CK：1 292 U/L；CK - MB 亚型：45 U/L；CK - MM 亚型：1 247 U/L。

UCG(2021 - 3 - 17)：①左心房增大；②升主动脉增宽；③少至中量心包积液(图 15 - 2)。

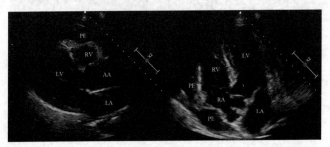

图 15 - 2　患者 UCG

肿瘤内科医生说

患者目前出现双侧眼睑黏液性水肿，生化检查提示甲状腺功能减退，考虑为免疫治疗相关甲状腺功能减退导致乏力及眼睑下垂。需进一步完善 ACTH 及皮质醇功能检查，评估是否为中枢性甲状腺功能减退,再决定激素替代治疗方式。

患者近期影像学评估肿瘤控制尚可,目前合并免疫治疗相关内分泌毒性,暂不考虑抗肿瘤治疗。

患者 cTnT 及肌酸激酶升高为原发免疫治疗相关心脏损伤还是甲状腺功能减退继发不能明确,建议完善心脏 MRI 检查评估有无心肌炎症水肿改变。

心内科医生说

患者主诉乏力,体征上可以观察到眼睑水肿,结合甲状腺功能、心肌标志物和 UCG 结果,甲状腺功能减退诊断明确,心脏功能代偿尚可。轻微的心肌损伤考虑由严重甲状腺功能减退引起,但需要在后续的治疗中继续观察心肌标志物的变化,以避免心肌炎漏诊。

甲状腺功能的异常对心血管系统的影响较为明显,不管是甲状腺功能亢进的心悸,还是甲状腺功能减退的乏力、水肿,患者常常首诊于心内科,需要临床医生警惕识别。

临床药师说

根据诺氏药物不良反应评估量表评估,本例患者免疫相关性甲状腺功能异常/免疫相关性心肌炎得分分别为 7 分和 4 分,考虑卡瑞利珠单抗的不良反应相关性分别为很可能和可能。免疫相关性甲状腺功能异常需判断是药物诱导的自身免疫性甲状腺毒性还是垂体炎所致。若 FT4 降低而 TSH 降低或正常,应考虑垂体炎可能。本例患者 FT4 降低而 TSH 升高,考虑为自身免疫性甲状腺功能异常。

临床诊疗经过

患者进一步完善检测。ACTH：35.4 pg/ml；皮质醇：273.0 nmol/L。

因患者左侧锁骨置入钢板，故无法行心脏 MRI 检测。内分泌科门诊开始予左甲状腺素钠 25 μg 补充，后续随访心肌标志物恢复正常，甲状腺功能控制于正常范围内。

病例亮点及难点

该病例难点为乏力及眼睑下垂的诊断。患者为下咽肿瘤，有免疫治疗病史，首发症状为乏力，后续出现眼睑下垂，临床较易考虑为免疫性心肌炎所致。患者体格检查发现双侧眼睑水肿，为黏液性水肿，考虑类似甲状腺功能减退的典型临床症状。进一步检查显示患者甲状腺功能明显减退，而垂体功能正常，予以甲状腺素补充治疗。

（陈　洁）

16 心电图异常的原因

病历摘要

患者,男,64岁。

主诉:确诊肺癌半年,发现 ECG 异常 2 天。

现病史:患者 2020 年 9 月开始无明显诱因下出现咳嗽伴白黏痰,无发热,无胸闷、气急。患者 2020 年 10 月 12 日于外院就诊,行 PET/CT 检查:左上肺肺门旁肿块影,高代谢,为恶性肿瘤伴左上肺阻塞性肺炎;纵隔多发淋巴结转移可能;左侧肾上腺转移。患者行肺穿刺活检,病理结果示(2020 - 10 - 20):(左上肺尖后段,活检)结合免疫组化符合腺癌(基因检测报告门诊未带)。2020 年 10 月 27 日开始予以第 1 周期贝伐珠单抗联合 AP 方案(培美曲塞和顺铂)化疗:贝伐珠单抗 400 mg d1 + 培美曲塞 800 mg d1 + 顺铂 40 mg d1~d3,后出现咯血。后续调整治疗方案为免疫检查点抑制剂联合 AP 方案,于 2020 年 12 月 15 日至 2021 年 2 月 9 日予第 2~4 周期帕博利珠单抗 200 mg dl＋培美曲塞 800 mg d1＋顺铂 40 mg d1～d3，每 3 周一次。患者疗效评估为部分缓解，于 2021 年 3 月 2 日开始予以予培美曲塞＋帕博利珠单抗维持治疗。患者 2021 年 4 月 15 日欲行第 6 周期化疗＋免疫治疗，常规检查发现 ECG 异常就诊。

既往病史：否认冠心病、高血压、糖尿病等慢性病史。否认肝炎、结核等传染病史。否认外伤史。否认药物、食物过敏史。

专科查体：T：36.5℃，P：82 次/分，R：18 次/分，BP：121/75 mmHg。神清，无贫血貌，一般情况可，可见颜面部水肿。双肺呼吸音清，未及干、湿啰音。心率 82 次/分，律齐，未及明显杂音。腹软，无压痛及反跳痛，肝、脾肋下未及。双下肢无明显水肿。

辅助检查：

UCG（2020－10－10）：未见明显异常。

外院 ECG（2020－12－7）：正常。

外院 ECG（2021－4－14）：窦性心律；T 波改变（以 R 波为主导联 T 波均低平、切迹）。

外院生化检查（2021－4－15）：CK－MB 质量：15.77 ng/ml；cTnT：0.022 ng/ml；NT－proBNP：4.24 pmol/l；肌红蛋白：149.30 ng/ml；FT3：＜1.64 pmol/L；FT4：＜5.15 pmol/L；TSH：＞100.0 mIU/L。

肿瘤内科医生说

该患者为晚期肺腺癌，姑息一线治疗方案选择贝伐珠单抗联合 AP 方案，因使用抗血管靶向治疗后出现咯血，后续调整为免疫检查点抑制剂联合 AP 方案。该患者肺癌组织标本外院已行基因检测，但门诊基因报告未带。结合患者前期治疗情况，判断该患者为肺癌驱动基因阴性可能性大。患者使用免疫检查点抑制剂期间出现 ECG 轻度异常，实验室检查提示甲状腺功能减退，心肌标志物未见明显异常，可考虑患者 ECG 改变与甲状腺功能减退相关，而患者典型甲状腺功能减退导致颜面部黏液性水肿亦可帮助鉴别。患者目前需进一步完善 ACTH 以及皮质醇功能检查，评估甲状腺功能减退为中枢性还是外周性，再进行相应治疗。

心内科医生说

患者使用免疫检查点抑制剂期间出现 ECG 异常，首先需要除外免疫性心肌炎，或既往合并心血管疾病在本次肿瘤治疗过程中加重。患者既往无基础心血管疾病，发现 ECG 异常期间无明显心悸、胸闷、胸痛等心血管相关不适症状，ECG 轻度改变（图 16 - 1）、心肌标志物正常，同时合并甲状腺功能异常，考虑 ECG 改变与甲状腺功能减退相关。在纠正原发病的同时，可以定期随访心肌标志物、ECG、UCG 等心脏专科检查。

临床药师说

培美曲塞和顺铂均可能导致患者出现 ECG 异常，但通常其发生率＜5%。免疫检查点抑制剂导致的心肌炎患者 90% 可出现 ECG 异常，可以表现为各种类型的心律失常（窦性心动过速、窦性心动过缓、心房颤动（简称房颤）、房性或室性期前收缩、室上性心

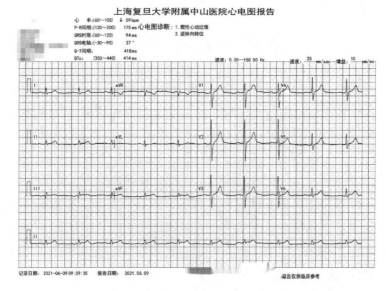

图 16-1 患者 ECG

动过速、房室传导阻滞等),出现 QT 间期延长、ST-T 段抬高或 T 波倒置、R 波幅度减低、异常 Q 波等。该患者心肌标志物正常,无心肌炎相关临床表现,诊断为免疫相关性心肌炎证据不足。但免疫相关性甲状腺功能减退诊断明确,因此考虑 ECG 异常与甲状腺功能异常相关性可能更高。

临床诊疗经过

该患者进一步完善 ACTH 和皮质醇检查,均在正常范围,目前诊断明确为免疫检查点抑制剂相关甲状腺功能减退,予以左甲状腺素钠 25 μg 口服(晨起空腹,早餐前 30～60 分钟)。患者两周后复测甲状腺功能(2021-5-8):FT3:1.1 pmol/L;FT4:2.1 pmol/L;TSH:>100.0 mIU/L。进一步调整左甲状腺素钠量为

75 μg 口服,随访甲状腺功能变化。

病例亮点及难点

　　该患者使用免疫检查点抑制剂后出现 ECG 异常,考虑不能除外免疫检查点抑制剂相关心脏不良反应。但体检发现患者有典型颜面部黏液性水肿,实验室检查甲状腺功能明显降低,后续完善 ACTH 和皮质醇检查均在正常范围,故明确诊断为免疫检查点抑制剂相关甲状腺功能减退。甲状腺损伤是免疫检查点抑制剂治疗最常见的内分泌 irAEs,相关甲状腺损伤的症状和体征为非特异性,最常见的表现是乏力、疲劳等。免疫检查点抑制剂相关甲状腺损伤的主要临床问题是多数患者早期无明显症状,易漏诊;部分患者病程中出现甲状腺毒症向甲状腺功能减退的转变,需严密监测调整治疗方案;半数患者甲状腺功能损伤为不可逆,需终身服用甲状腺激素替代治疗。甲状腺功能减退有临床症状或 TSH＞10 mIU/L 应接受治疗,TSH 在 5～10 mIU/L,应结合临床症状和甲状腺球蛋白抗体状况决定是否治疗。左甲状腺素钠的起始剂量为 25～50 μg/d,但是需要根据年龄、并发症和患者的生存预后进行调整(老年人或心脏病患者推荐 12.5 μg/d 起始)。调整剂量的方式与其他甲状腺功能减退患者相同。

（陈　洁）

17 肌炎与心肌炎

病历摘要

患者,男,58 岁。

主诉:发现肺癌 1 年,胸闷 2 个月余。

现病史:患者于 2020 年 9 月初体检发现左肺占位伴肺门、纵隔及锁骨上多发淋巴结转移,2020 年 9 月 11 日行左肺穿刺活检,活检病理提示:浸润性腺癌,基因均为未见突变或融合。患者于 2020 年 9 月 28 日开始行培美曲塞＋卡铂＋卡瑞利珠单抗抗肿瘤治疗方案,共 4 个周期。后停用卡铂,使用培美曲塞＋卡瑞利珠单抗抗肿瘤治疗方案,共 4 个周期。患者 2021 年 5 月开始自觉胸闷,多出现于静息状态下,活动后缓解。患者 2021 年 7 月 28 日进行第 9 周期抗肿瘤治疗前,常规检查发现 CK-MB 上升为 8.3 ng/ml,同时伴有 CK 上升为 401 U/L,当时考虑心肌炎不除外,故停用卡瑞利珠单抗,仅予以培美曲塞单药抗肿瘤治疗。患者 2021 年 8 月 24 日复查 CK-MB 较前无明显变化,ECG 提示 V1~V2 导联 QS 型,ST 段 V1~V3 导联抬高 0.5 mm,现为进一步明确诊断于我院门诊就诊。

既往病史:否认高血压、冠心病、糖尿病等慢性疾病史。

专科查体:神清,精神可,心脏查体未见明显异常。

辅助检查:

ECG(2021 - 8 - 24):V1~V2 导联 QS 型,ST 段 V1 - V3 导联抬高 0.5 mm;

心肌标志物(2021 - 8 - 25):CK:401 U/L;CK - MB 质量:12.73 ng/ml;cTnT 及 NT - proBNP 未见异常。

UCG(2021 - 8 - 25):室间隔增厚,余未见明显异常(图 17 - 1)。

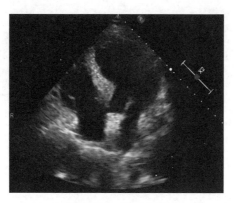

图 17 - 1　患者 UCG

肿瘤内科医生说

患者为肺腺癌合并多发淋巴结转移,临床分期为Ⅳ期,目前无根治机会,可考虑姑息治疗。患者基因检测为驱动基因阴性,姑息一线予以免疫检查点抑制剂及 AP(培美曲塞 + 卡铂)化疗,后续调整为免疫检查点抑制剂 + 培美曲塞维持治疗。患者治疗期间出现胸闷合并 CK 升高,但 cTnT 正常,考虑为肌炎而非心肌炎可能大,可暂缓免疫治疗,完善肌电图检查,同时密切随访 CK 变化。

心内科医生说

患者在使用培美曲塞 + 卡铂 + 卡瑞利珠单抗治疗后出现 CK 上升,但心肌损伤标志物 cTnT 正常水平,ECG 异常缺乏动态变化,可以用心肌肥厚解释。由于 CK 仅为轻度升高,建议可暂缓免疫检查点抑制剂治疗,一周随访后决定是否可以继续使用。

临床药师说

患者辅助治疗期间出现肌酶升高,但不伴肌肉酸痛,培美曲塞和卡铂通常不会导致肌肉和神经毒性。根据诺氏药物不良反应评估量表评估本例患者得分为 6 分,考虑很可能为卡瑞利珠单抗所致免疫相关性肌炎。由于免疫相关性心肌炎患者易伴有神经和肌肉相关 irAE,尽管患者心肌酶正常,建议完善相关检查,鉴别是否同时合并免疫相关性心肌炎可能。

临床诊疗经过

患者目前 cTnT 水平正常,不考虑免疫检查点抑制剂相关性心肌炎,但免疫性肌炎不除外。建议可继续进行培美曲塞单药化疗方案,暂缓使用卡瑞利珠单抗,待肌电图结果回报后调整下一步治疗方案。后续肌电图报告未见明显异常神经电生理表现,复查 CK:267 U/L；CK - MB:18 U/L；CK - MM:249 U/L。故而建议 患者待肌酶指标完全恢复后可重启免疫治疗。

病例亮点及难点

心肌损伤时可表现为 cTnT 及 CK 升高,其中 cTnT 更具有心 脏特异性。CK 主要来源于骨骼肌及心肌,当 CK 升高时,可结合 患者 cTnT、ECG、UCG 及冠状动脉等检查评估是否为心脏损伤。

本例患者 CK 升高,但 cTnT 未见明显异常,ECG 无动态改 变,需要首先考虑免疫性肌炎可能,进一步完善相关检查评估肌炎 严重程度,进而决定是否继续免疫检查点抑制剂治疗。

本例患者在中止免疫检查点抑制剂治疗期间,为避免因不良 反应而中止所有肿瘤治疗导致的疾病进展,故而推荐患者继续使 用其他对心血管影响较小或考虑与不良反应不相关的抗肿瘤 药物。

(许宇辰)

18 cTnT 升高就是心肌炎吗

病 历 摘 要

患者,男,60 岁。

主诉:确诊小细胞肺癌 4 个月余,心肌标志物异常 1 天。

现病史:患者 2020 年 11 月体检发现左纵隔占位,后出现声音嘶哑,余无不适。2020 年 11 月 25 日纵隔占位穿刺病理:低分化癌,伴坏死,结合免疫组化结果,符合小细胞肺癌。患者 2020 年 12 月 7 日 PET/CT:考虑左肺上叶恶性肿瘤侵犯毗邻纵隔胸膜、心包及左肺动脉多发淋巴结转移。患者 2020 年 12 月 29 日开始予以 PD - L1 抑制剂和 EP 方案(依托泊苷和顺铂)化疗 6 周期:度伐利尤单抗 740 mg d1 + 依托泊苷 180 mg d1～d3 + 顺铂 50 mg d1、40 mg d2～d3,每 3 周一次。患者 3 周期评估为部分缓解,末次化疗 2021 年 4 月 27 日。患者 2021 年 4 月 28 日常规检查 cTnT:0.042 ng/ml,无胸闷不适。

既往病史:否认心脏病、糖尿病等病史。否认肝炎、结核等传染病史。否认手术史及外伤史。有吸烟史 40 年,2 包/天,目前戒烟中。

专科查体:T:36.2℃,P:82 次/分,R:18 次/分,BP:122/74 mmHg。神清,无贫血貌,一般情况可。双肺呼吸音低,未及干、湿啰音。心率 82 次/分,律齐,未及明显杂音。腹软,无压痛及反跳痛,肝、脾肋下未及。下肢无水肿。

辅助检查:

心肌标志物(2021 - 3 - 11):cTnT:0.008 ng/ml;NT - proBNP:234.0 pg/ml。

心肌标志物(2021 - 3 - 31):cTnT:0.030 ng/ml;NT - proBNP:153.0 pg/ml。

ECG(2021 - 3 - 31):窦性心动过速;T 波改变(T 波在 I、aVL 导联低平、双相)(图 18 - 1)。

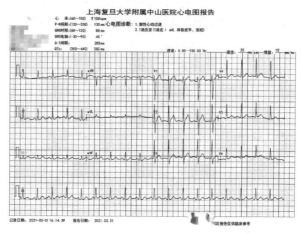

图 18 - 1 患者 ECG

CT(2021－4－1)：左肺纵隔旁恶性肿瘤，累及纵隔胸膜、左肺动脉，与主动脉分界欠清，左肺门及纵隔淋巴结肿大，较前(2021－1－21)片缩小；心包及左侧胸膜局部增厚；右肺微小结节，胸椎致密灶，均较老片相仿（图18－2）。

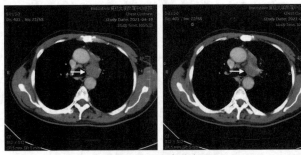

图18－2　患者胸部CT

注：箭头示左肺纵隔旁恶性肿瘤及肿大淋巴结。

心肌标志物（2021－4－28）：cTnT：0.042 ng/ml；NT－proBNP：113.0 pg/ml。

ECG(2021－4－28)：窦性心动过速。

UCG(2021－4－29)：升主动脉增宽，主动脉瓣钙化，轻度肺动脉高压。LVEF：62%。

心肌标志物（2021－4－30）：cTnT：0.029 ng/ml；NT－proBNP：137.0 pg/ml。

肿瘤内科医生说

该患者肿瘤确诊为广泛期小细胞肺癌(SCLC)，目前治疗策略以姑息治疗为主。含铂化疗是 SCLC 的标准治疗方案,顺铂＋依托泊苷是首选化疗方案,1 年和 2 年生存率分别为 29.4% 和 7%。CASPIAN 研究是一项关于广泛期 SCLC 患者一线治疗的随机、开放、全球多中心的 Ⅲ 期临床试验,旨在探索免疫检查点抑制剂联合化疗在广泛期 SCLC 患者一线治疗中的疗效。研究结果显示,与单用化疗相比,度伐利尤单抗联合化疗能显著提高患者的 OS。相较于单纯化疗组的 OS(10.3 个月),度伐利尤单抗联合化疗组的 OS 达到了 13.0 个月($HR = 0.73$, $P = 0.0047$),这意味着度伐利尤单抗联合化疗能降低 27% 的死亡风险。基于此,美国 FDA和 EMA 批准度伐利尤单抗＋化疗用于 SCLC 患者的一线治疗。该患者治疗期间出现心肌标志物 cTnT 轻度升高,不能排除免疫性心肌炎可能性,需进一步明确诊断。

心内科医生说

患者末次 cTnT:0.042 ng/ml,ECG 示窦性心动过速,无典型劳力后胸闷、胸痛等不适症状。但患者有长期吸烟史,冠心病不能排除,建议完善冠状动脉检查(如冠状动脉 CTA)明确有无冠状动脉病变。cTnT 是心肌损伤的敏感标志,对于心肌梗死的诊断至关重要。cTnT 在心肌细胞受损、坏死、凋亡、自噬等过程中释放升高,凡是可以引起上述病理生理过程的疾病皆可使 cTnT 升高,如心力衰竭、心肌炎、心律失常、心肌病等。同时感染、肾功能不全、肺部疾病亦会引起其升高。因此,针对该患者可进一步完善UCG、动态心电图、肝肾功能、炎症标志物等检查,以资鉴别。

临床药师说

顺铂和依托泊苷导致心肌标志物异常的可能性较小,根据诺氏药物不良反应评估量表评估,本例患者得分为 5 分,考虑很可能为度伐利尤单抗所致免疫相关性不良反应。但鉴别诊断免疫相关性心肌炎前，除已明确有 ECG 异常（窦性心动过速，T 波改变）、UCG 正常（无室壁运动异常）之外，应进一步完善甲状腺功能、皮质醇以及心脏 MRI 检查，并定期监测心肌标志物变化趋势以协助诊断，同时根据诊断结果确定是否需要对不良反应进行治疗。

临床诊疗经过

该患者加用阿司匹林 100 mg 及阿托伐他汀 10 mg 治疗，后续随访心肌标志物（2021 - 04 - 30）：cTnT：0.029 ng/ml；NT - proBNP：137.0 pg/ml。患者继续原方案抗肿瘤治疗。

病例亮点及难点

该患者使用免疫检查点抑制剂后出现 cTnT 升高，由于 90% 以上的免疫检查点抑制剂相关心肌炎患者会出现肌钙蛋白（cTn）水平升高，所以临床首先怀疑免疫检查点抑制剂相关心肌炎可能。但是，研究报道心肌炎发生的中位时间为用药后 30 天左右，81% 的心肌炎出现在用药后 3 个月内，且心肌炎患者的 cTnT 持续升高时间明显超过心肌梗死患者。当然，心内膜心肌活检仍是心肌炎诊断"金标准"，由于国内心肌活检尚未广泛开展，目前心脏 MRI 是无创诊断心肌炎的重要手段。

该患者使用免疫检查点抑制剂后 4 个月发生轻度 cTnT 升高，且 2 天后恢复正常，临床判断心肌炎可能性较小，结合该患者有吸烟病史，故冠心病不能排除。评估高危因素后予以抗血小板和稳定斑块处理，同时可考虑完善冠状动脉 CTA 以及心脏 MRI 检查。

（牛倩文）

第三章

肿瘤合并心功能不全

19 心功能不全能化疗吗

病历摘要

患者,男,70岁。

主诉:肠癌术后1年余,发现转移伴胸闷3周。

现病史:患者2020年3月行乙状结肠癌根治术,术后病理为腺癌,分期 pT4aN2aM0,ⅢC 期,*KRAS*、*BRAF* 基因野生型。患者术后口服卡培他滨辅助化疗半年,定期复查未见复发转移。患者2020年11月起肿瘤标志物缓慢上升,以糖类抗原(CA125)、糖类抗原(CA199)升高为主。2020年11月外院予以阿帕替尼250 mg 口服,因出现1级胸闷、2级腹泻而停药,后更改为卡培他滨口服。2021年3月2日行腹部增强CT检查示:结肠恶性肿瘤术后,术区复发,腹、盆腔种植转移,肝包膜下转移可能,肝内微小低密度灶。评估为病情进展(progressive disease,PD)。2021年3月11日 UCG 示:LVEF:41%,心肌标志物:NT - proBNP:662 pg/ml;cTnT:0.034 ng/ml。近1

个月内尿量减少,体重无明显变化。

既往病史:患者 2020 年 3 月检查发现 NT‐proBNP 最高 2 925 ng/L。当时查 UCG 示左心室下壁及后壁基底段至中段收缩运动异常,左心房、心室扩大,主动脉瓣、二尖瓣反流,LVEF 为 50%。诊断为心功能不全,曾口服美托洛尔 25 mg bid。有高血压病史 20 年,不规律服药,血压控制不稳定,入院前口服氨氯地平、贝那普利 2.5 mg/10 mg qd。有糖尿病史 5 年,口服吡格列酮 15 mg qd。否认心血管病家族遗传史。否认肝炎、结核等传染病史。

专科查体:BP:123/70 mmHg,神清,气平,精神尚可,双肺呼吸音清,未及干、湿啰音。心界不大,心率 70 次/分,律齐,无杂音,腹部平软,无压痛及反跳痛,肝、脾肋下未及,双下肢不肿。

辅助检查:

心肌标志物(2021‐3‐11):NT‐proBNP:662 pg/ml;cTnT:0.034 ng/ml。

肿瘤指标(2021‐3‐11):CA199:782 U/ml;糖类抗原 72‐4(CA72‐4):>250 U/ml。

生化指标(2021‐3‐11):空腹血糖:6.8 mmol/L;糖化血红蛋白:6.1%;总胆固醇:5.84 mmol/L;甘油三酯:1.98 mmol/L;低密度脂蛋白胆固醇:3.99 mmol/L;EGFR:60 ml/min/1.73 m^2。

腹部、盆腔平扫+增强 CT(2021‐3‐2):结肠恶性肿瘤术后,术区复发,腹盆腔种植转移,肝包膜下转移可能,肝内微小低密度灶;胆囊结石;左肾小结石可能,双肾囊肿;盆腔少量积液。

上腹部 MRI 增强＋磁共振胆胰管成像（magnetic resonance cholangiopancreatography，MRCP）（2021－3－9）：结肠恶性肿瘤病例,腹腔种植转移,肝包膜下转移机会大,胃窦旁、肝门部淋巴结转移;肝小囊肿,胆囊结石;双肾多发囊肿,少量腹水(图 19－1)。

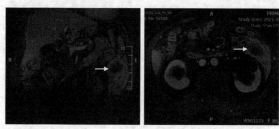

图 19－1 患者上腹部增强 MRI
注:箭头示腹腔种植转移。

ECG(2021－3－11):窦性心动过速,左心室肥大伴 T 波改变(RV5＋SV1＝41 mm)(图 19－2)。

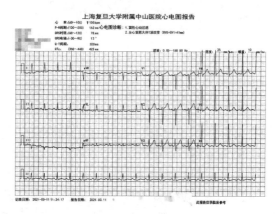

图 19－2 患者 ECG

UCG（2021－3－11）：左心室壁收缩活动减弱（LVEF：41%），左心房增大（41 mm）（图19-3）。

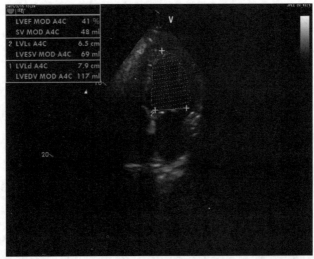

图19-3　患者 UCG
注：Simpson 法示 LVEF 约 41%。

肿瘤内科医生说

　　该患者目前肿瘤诊断为晚期肠癌伴腹腔、盆腔广泛转移，一线卡培他滨单药口服治疗后疾病进展，需尽快更换二线治疗。但患者有慢性心功能不全病史，目前基线 LVEF 值仅为 41%，为化疗禁忌证，需明确心功能不全的原因，并加强心内科对症处理，改善心功能。患者基因检测为 *KRAS* 野生型，若心功能改善，可考虑西妥昔单抗联合小剂量伊立替康化疗，同时化疗后密切随访心功能变化。

心内科医生说

患者有心力衰竭病史，UCG 提示收缩运动异常，心脏 LVEF 值下降，需要除外冠心病、缺血性心肌病、扩张性心肌病，目前病情不能耐受化疗。建议先完善冠状动脉检查评估冠状动脉狭窄程度，并予相应的治疗，同时积极调整心功能，待心功能改善后再评估是否可耐受抗肿瘤治疗。

临床药师说

根据诺氏药物不良反应评估量表评估，本例患者心功能不全得分为 3 分，可能和卡培他滨相关。卡培他滨所致心血管不良反应主要表现为心肌缺血/梗死、心绞痛，心力衰竭、心律失常等较少见，既往合并冠状动脉疾病史患者更易发生。建议先排除长期高血压病继发、冠心病等基础疾病导致心功能不全的可能性，目前不优先考虑使用氟尿嘧啶类药物。

临床诊疗经过

根据以上综合会诊意见，患者继续完善相应检查。

冠状动脉 CTA（2021 - 3 - 13）：冠状动脉多支多发斑块伴管腔轻微-轻度狭窄。

患者予沙库巴曲缬沙坦 50 mg bid、卡维地洛 10 mg bid、阿司匹林 100 mg qd、阿托伐他汀 20 mg qn 治疗。后于 2021 年 3 月 15 日行姑息一线第 1 周期西妥昔单抗联合伊立替康治疗：西妥昔单抗 600 mg d1 + 伊立替康 100 mg d1、d8 q2w。患者化疗后 1 周复测 UCG 及心肌标志物。

UCG（2021 - 3 - 19）：LVEF：45%，左心房增大（43 mm）。

心肌标志物（2021 - 3 - 19）：cTnT：0.028 ng/ml；NT -
proBNP：1 163 pg/ml。

病例亮点及难点

　　患者此次入院后确诊乙状结肠腺癌复发伴腹腔、盆腔转移，肿
瘤负荷较重，需行系统姑息化疗控制病情。但患者合并慢性心功
能不全，LVEF偏低，使用抗肿瘤药物可能会加重心肌损伤，使心
功能不全恶化。经过完善检查，明确心功能不全原因后，予以阿司
匹林抗血小板、阿托伐他汀稳定斑块、沙库巴曲缬沙坦及卡维地洛
控制心力衰竭治疗，同时予以对心血管系统影响较小的西妥昔单
联合伊立替康周剂量化疗。患者经积极治疗后，肿瘤控制可，目前
未有心功能恶化的迹象。

（施根灵）

20 HER 2 阳性肠癌：抗肿瘤与保心，如何两全

病 历 摘 要

患者,男,66岁。

主诉:发现结肠癌伴多发转移半年。

现病史:患者 2020 年 8 月开始出现腹痛伴便秘,于 2020 年 8 月 29 日在外院行胸、腹部增强 CT 示:结肠肝曲恶性肿瘤可能,两肺多发转移灶。2020 年 9 月 10 日在我院行 PET/CT 示:考虑为结肠肝曲恶性肿瘤侵犯毗邻十二指肠,病变肠周、肠系膜、腹膜后淋巴结转移,两肺多发转移,左侧颈根部及锁骨区淋巴结转移不除外。2020 年 9 月 17 日行肠镜检查:结肠镜检查至肝曲,肝曲可见一肿块,无法进镜,呈菜花状,病理结果示(肝曲)腺癌,分化较差。基因检测:HER2 基因拷贝数扩增。患者于 2020 年 9 月 19 日开始行姑息一线第 1、2 周期雷替曲塞＋奥沙利

铂方案:雷替曲塞 4 mg d1 + 奥沙利铂 150 mg d1 q3w。2020 年 10 月 27 日因急性肠梗阻在我院外科行姑息性右半结肠切除术 + 胃空肠吻合术,病理结果示:(化疗后,右半结肠)溃疡型腺癌,分化Ⅱ级,癌组织浸润肠壁全层,神经束见癌侵犯,脉管内见癌栓,共检出淋巴结 9/45(+),免疫组化(2020 - N30233):*HER2*(90% + + +)。基因检测:*HER2* 阳性扩增。患者 2021 年 1 月评估为疾病进展,换姑息二线靶向药物吡咯替尼 320 mg qd 口服治疗。2021 年 3 月 29 日复查腹腔、盆腔 CT 示:结肠恶性肿瘤术后,吻合口增厚,十二指肠降段旁及腹膜后转移灶、右髂血管旁淋巴结肿大、腹膜后淋巴结肿大,肝脏多发转移,总体较前 CT(2021 - 1 - 7)片进展。

既往病史:患者 2018 年 4 月因急性心肌梗死行急诊经皮冠状动脉介入术(percutaneous coronary intervention,PCI),2019 年 3 月再次行 PCI,共植入 3 枚支架,残留心尖室壁瘤和附壁血栓,目前口服沙库巴曲缬沙坦 50 mg bid、琥珀酸美托洛尔 47.5 mg qd、托拉塞米 10 mg qd、氯吡格雷 75 mg qd、瑞舒伐他汀 10 mg qn。有糖尿病史数年,现口服二甲双胍,血糖控制不佳。否认高血压病史。否认心血管病家族遗传史。否认肝炎、结核等传染病史。

专科查体:BP:98/70 mmHg,神清,气平,全身皮肤无黄染,全身浅表淋巴结无肿大,双肺呼吸音清,未及干、湿啰音。心界不大,心率 70 次/分,律齐,无杂音。腹部平软,无压痛及反跳痛,肝、脾肋下未及,肠鸣音不亢进,移动性浊音(-),双下肢不肿。

辅助检查：

心肌标志物(2021 - 4 - 6)：cTnT：0. 021 ng/ml；NT - proBNP：141 pg/ml；CK - MB：32 U/L；肌红蛋白：＜ 21 ng/ml。

肿瘤指标(2021 - 4 - 6)：癌胚抗原(CEA)：195 ng/ mL；神经元特异烯醇化酶：20. 5 ng/mL；细胞角蛋白 19 片段：6. 5 ng/ml；CA72 - 4：10. 2 U/ml。

甲状腺功能：正常。

UCG(2021 - 3 - 19)：左心室多壁段收缩活动异常 (LVEF：49%，LVEDD：53 mm, LVESD：35 mm)，左心室 心尖部室壁瘤形成，左心室心尖部附壁血栓形成，左心房 增大伴二尖瓣轻度反流(LA42 mm)，室间隔基底段增厚, 主动脉瓣钙化(图 20 - 1)。

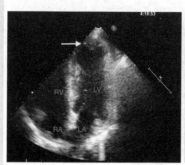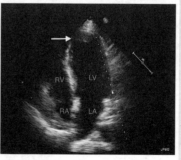

图 20 - 1　患者 UCG

注：LV，左心室；LA，左心房；RV，右心室；RA，右心房；箭头示左心室心尖部血栓。

ECG(2021 - 4 - 6)：窦性心律，V1～V3 导联呈 QS 型，Ⅲ、aVF 导联 Q 波＞同导联 R/4，左胸导联低电压，T 波改变(图 20 - 2)。

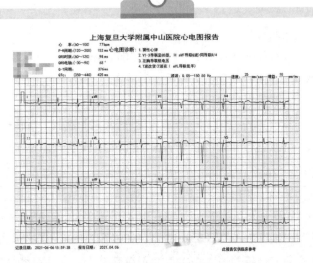

图 20 - 2　患者 ECG

胸部 CT(2021 - 3 - 29)：两肺多发转移,总体较前 CT (2021 - 1 - 11)片稍进展,双侧颈根部及锁骨区淋巴结肿大,甲状腺双侧叶结节,建议超声检查。

腹部、盆腔 CT(2021 - 3 - 29)：结肠恶性肿瘤术后,吻合口增厚,十二指肠降段旁及腹膜后转移灶,右髂血管旁淋巴结肿大,腹膜后淋巴结肿大,肝脏多发转移,总体较前 CT(2021 - 1 - 7)进展,右肾小囊肿,左肾钙化灶。

肿瘤内科医生说

该患者为晚期升结肠腺癌伴肝肺多发转移,原发病灶已经姑息切除,基因检测提示为 *HER2* 过表达。*HER2* 基因属于一种原癌基因,可与其他 *HER* 家族成员结合形成异二聚体,使其酪氨酸激酶活性被激活，从而激活下游信号通路，最终导致肿瘤发生和发展。*HER2* 变异在结直肠癌不同部位有所差异，多见于远端癌（脾曲、降结肠和直肠）。*HER2* 扩增容易出现在 *KRAS* 野生型的结直肠癌患者中，且分期越晚阳性率越高。*HER2* 基因扩增可能导致抗表皮生长因子受体（epithelial growth factor receptor，EGFR）靶向治疗耐药，可以作为预测抗 EGFR 单抗耐药性的生物标志物。目前推荐既往治疗过的（二线及以上）*HER2* 阳性且 *KRAS* 野生型转移性结直肠癌患者，接受双联抗 *HER2* 治疗。该名患者主要问题为长期冠心病导致缺血性心肌病、室壁瘤，基线 LVEF 为49%，目前采取双联抗 *HER2* 治疗（如曲妥珠单抗联合帕托珠单抗）可能心脏不能耐受。患者左心室心尖部室壁瘤形成伴附壁血栓形成，目前也不适合抗血管靶向治疗，权衡利弊可选择三线伊立替康联合雷替曲塞化疗。

心内科医生说

患者 2018 年发生急性心肌梗死急诊行 PCI，2019 年 3 月再次行 PCI 术，共植入 3 枚支架，但残留心尖室壁瘤。室壁瘤膨出的心肌丧失活动，不仅极大影响心室的收缩功能，而且也是附壁血栓形成的原因。目前患者用药为氯吡格雷、瑞舒伐他汀、美托洛尔、沙库巴曲缬沙坦、托拉塞米。平时日常活动无明显胸闷气促，NYHA 心功能分级Ⅱ级，NT‑proBNP：141 pg/ml，冠心病和心力衰竭治疗基本到位。抗栓方面，目前存在心尖室壁瘤附壁血栓，应给予华法林抗凝治疗。血栓脱落造成大面积脑梗和体循环栓塞的病例并非少见，需要充分认识风险。患者晚期升结肠腺癌伴肝肺多发转移，存在继续抗肿瘤治疗的需求，矛盾点在于心功能对抗肿瘤药物的耐受度。治疗上应选择心脏毒性相对缓和的抗肿瘤药物，并且密切进行心血管系统相关随访。

临床药师说

对于合并基础心脏疾病的结直肠癌患者,在治疗抉择时不得不充分权衡利弊。检测到 *HER2* 基因扩增的肺癌和结直肠癌患者,通常可以超说明书适应证从特异性靶向治疗中获益。但本例患者基线 LVEF 为 49%,很可能在靶向治疗后出心力衰竭恶化。而陈旧性心肌梗死病史合并左心室血栓,给予该患者氟尿嘧啶类药物和贝伐珠单抗同样需要非常慎重。剩下可供选择的药物相对有限,只能从奥沙利铂、伊立替康、雷替曲塞中进行排列组合。

临床诊疗经过

患者完善相关检查,根据 MDT 讨论结果心内科用药基本到位,心肌代偿尚可,于 2021 年 4 月 7 日给予姑息二线第 1 期治疗:伊立替康 240 mg + 雷替曲塞 4 mg q2w。

病例亮点及难点

该患者为 *HER2* 过表达特殊基因类型晚期肠癌。在总体晚期肠癌中,*HER2* 变异仅占 2%～3% 左右,主要生物学特点为可能是预后不良标志,且抗 EGFR 靶向治疗耐药。对于 *HER2* 过表达肠癌,针对 *HER2* 的靶向治疗在约 1/3 的 *HER2* 扩增或过表达结直肠癌患者中肿瘤退缩反应良好,且具有可耐受的安全性。目前还有众多新型的针对 *HER2* 的靶向药物如抗体偶联药物、新型酪氨酸激酶抑制剂(来那替尼和突卡替尼)等。同时该患者合并冠心病伴心功能不全,导致抗 *HER2* 药物存在治疗相对禁忌。权衡利弊我们选择三线伊立替康联合雷替曲塞化疗,但若化疗效果不佳或疾病进展,后续是否考虑抗双联 *HER2* 治疗仍需进一步讨论。

(施根灵)

㉑ 心力衰竭因何而起

病 历 摘 要

患者,女,67 岁。

主诉:确诊肺癌 2 年余,胸闷、气促加重 2 个月。

现病史:患者 2018 年 12 月 3 日于外院确诊为右肺上叶腺癌,临床分期:cT3N3M1a(对侧肺叶、右侧锁骨上窝淋巴结转移),予以奥希替尼 80 mg 口服治疗,当时检查 UCG 无明显异常。患者 2019 年 9 月开始出现胸闷、气促,于外院住院查 NT‐proBNP:733 pg/ml;UCG:左心增大,主动脉瓣钙化,左心室收缩功能减弱,LVEF:22%;冠状动脉造影:中间支近端钙化狭窄 50%,回旋支中段狭窄 60%,右冠状动脉(−)。住院期间患者出现心室颤动,予以植入式心律转复除颤(implantable cardioverter defibrillator, ICD)治疗,期间停用奥希替尼一次,之后继续原剂量使用。出院后患者一直服用阿司匹林、美托洛尔、胺碘酮、伊伐布雷定、沙库巴曲缬沙坦、利尿剂等治疗。2021年2月初,患者出现咳嗽、流涕症状,之后胸闷、气促加重,伴夜间呼吸困难,期间再发心室颤动一次,ICD除颤成功。为求进一步诊治,患者至我院肿瘤心脏病MDT门诊就诊。

既往病史:有冠心病、高血压、室性心律失常史,否认糖尿病等其他慢性病史。否认肝炎、结核等传染病史。否认外伤、手术史。否认药物、食物过敏史。

专科查体:T:37℃,P:80次/分,R:18次/分,BP:128/77 mmHg。神清,无贫血貌,一般情况可。双肺呼吸音低,无干、湿啰音。心脏扩大,心率80次/分,律齐,未及明显杂音。腹软,无压痛及反跳痛,肝、脾肋下未及。双下肢无明显水肿。

辅助检查:

实验室检查(2021 - 3 - 30):T3:1.0 nmol/L;T4:143.0 nmol/L;FT3:2.9 pmol/L;FT4:28.2 pmol/L;TSH:2.120 μIU/ml;cTnT:0.015 ng/ml;NT - proBNP:7 804.0 pg/ml;D-二聚体:1.16 mg/L;钠:145 mmol/L;钾:4.0 mmol/L;氯:108 mmol/L。

ECG(2021 - 3 - 30):窦性心律;ST段改变(ST段在V5、V6导联呈水平压低0.5 mm);Q - Tc间期延长(图21 - 1)。

UCG(2021 - 3 - 30):双房及左心室增大伴左心室整体收缩活动减弱,LVEF:29%;中度二尖瓣反流;主动脉

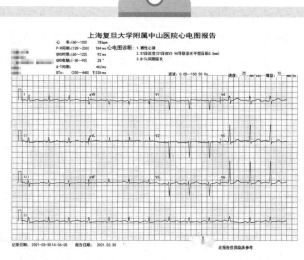

图 21‑1　患者 ECG

瓣钙化;轻度肺动脉高压;起搏器植入术后。

　　诊断:肺癌(cT3N3M1a)、心脏扩大、冠心病、室性早搏、ICD 术后、心功能不全、NYHA 心功能分级Ⅱ~Ⅲ级、甲状腺功能异常。

肿瘤内科医生说

　　奥希替尼可能会导致心脏毒性事件,总体发生概率为 4%~6%,主要临床表现为心力衰竭、心房颤动、QT 间期延长和心包积液。相对其他 EGFR 靶向药,其发生心力衰竭、心房颤动和 QT 间期延长的风险显著增加。奥西替尼相关癌症治疗相关心功能不全(cancertherapeutics-related cardiac dysfunction,CTRCD)的发生时间多于用药后的头半年,属于第 2 型,是可逆的心肌改变。奥希替尼的心脏毒性和剂量呈正相关,暂停、停药或减量,是处置奥希替尼导致的 CTRCD 的最有效措施。权衡风险后重新启用可考虑减量。如果是一线治疗,换一种 EGFR 抑制剂也是可行的办法。对于 LVEF 基线值正常的患者,奥希替尼导致的 CTRCD 不太可能致命。而对于有心脏疾病史的患者,服用奥希替尼需引起重视,应定期做心脏功能检查。奥希替尼引起心脏毒性的机制仍不清楚,推测可能与它及其活性代谢物 AZ5104 能抑制 *HER2* 有关。对于该例患者,用药 9 个月后出现心力衰竭的临床症状,在处理心力衰竭的基础上,可考虑停药、换药或减量治疗。

心内科医生说

　　根据病史,患者在奥西替尼治疗过程中出现胸闷气促,实验室和辅助检查提示 NT－proBNP:733 pg/ml;UCG 示左心增大,主动脉瓣钙化,左心室收缩功能减弱,LVEF:29%。并且冠状动脉造影排除缺血性心肌病,故诊断上 CTRCD 成立,考虑为奥西替尼引起的心功能不全。治疗上,一是停用相关心脏毒性药物奥西替尼。目前的专家意见是,若治疗过程中 LVEF 在 40%～50%且较基线下降<10%,可在严密监测下继续靶向药物治疗;如 LVEF 在 40%～50%且较基线下降>10%或者 LVEF<40%,应暂停相关药物治疗。二是给予心力衰竭的规范化治疗,指南推荐 ACEI/ARB 联合应用β受体阻滞剂。本例患者已经使用规范化心力衰竭治疗,包括"新金三角"用药,具体包括血管紧张素受体脑啡肽酶抑制剂(angiotensin receptor enkephalinase inhibitor,ARNI)＋美托洛尔＋螺内酯;积极控制心室率;治疗心律失常和冠状动脉粥样硬化。根据目前的文献报道和我们既往的临床经验,多数患者可以在停药及治疗后 6～8 周,LVEF 恢复至正常,之后可以在严密监测下重启靶向药物治疗。

临床药师说

患者使用奥希替尼单药靶向治疗,无基础心律失常和冠状动脉疾病基础,根据诺氏药物不良反应评估量表评估,本例患者得分为 8 分,考虑很可能为奥希替尼所致心力衰竭和心室颤动。根据FARES 数据库分析显示接受奥希替尼治疗的患者发生心力衰竭可能性是其他 EGFR TKI 治疗患者的 2 倍,奥希替尼对野生型 *ErbB2*（*HER2*）抑制作用强于厄洛替尼或阿法替尼,其机制可能与其对野生型 *HER2* 受体的亲和力干扰下游信号传导和正常的心肌细胞应激反应有关,如果证实此机制,那么停止治疗可使左心室收缩功能恢复。同时奥希替尼能影响传导系统,引起心房颤动或心室颤动,以及可能通过左束支传导阻滞和机械不同步的发展或通过对心肌直接影响导致心力衰竭。

临床诊疗经过

(1) 停用胺碘酮,美托洛尔加量至 71.25 mg/d,呋塞米、螺内酯改为每日服用;余同前。

(2) 随访 NT‑proBNP、电解质、ECG、动态心电图、UCG。

(3) 完善胸部、腹部及盆腔增强 CT,评估目前抗肿瘤疗效。

(4) 可考虑奥西替尼减量或换药,密切评估心脏功能。

病例亮点及难点

患者为老年女性,为何在短短 9 个月时间内出现心脏扩大,心功能明显下降,是冠状动脉粥样硬化引起的心肌缺血、电解质紊乱引起的心脏功能异常,还是与抗肿瘤治疗有关? 仔细分析之后,发现与奥西替尼抗肿瘤治疗有很大关系。推测分子机制可能与奥西替尼的活性代谢物 AZ5104 能抑制 *HER2* 有关。但患者治疗还得继续,如何来权衡抗肿瘤治疗与心脏损伤之间的关系呢? 根据目前相关回顾性研究报告,由于奥西替尼的心脏毒性与剂量相关,并且是可逆的,减量或换药是较为推荐的处理方式。

（廖　甜）

22 心功能不全改善后还能化疗吗

病历摘要

患者,男,63 岁。

主诉:肺恶性肿瘤综合治疗 2 年。

现病史:患者于 2019 年 6 月体检行胸部 CT 检查发现肺占位,完善 PET/CT 示右肺下叶背段见一约 7.0 cm×6.8 cm 软组织肿块,FDG 摄取增高。患者进一步行 CT 引导下肺穿刺活检,病理结果示:(右肺下叶占位)低分化癌,考虑大细胞神经内分泌癌。2019 年 7 月 11 日、2019 年 8 月 2 日行术前化疗 2 次(具体不详)。患者 2019 年 8 月 22 日复查 CT 示部分缓解,右肺下叶团块状软组织影,范围约 4.5 cm×4.8 cm。2019 年 8 月 30 日在我院行(右肺下叶)肿瘤根治术,术后病理结果示:(右肺下叶)大细胞癌,淋巴结转移(3/11)。基因未检测到突变或融合。患者于 2019 年 10 月 12 日至 2019 年 12 月 20 日行术后第 1~4 周期 EP 方案辅助化疗:依托泊苷 180 mg

---

129

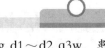

d3 + 顺铂 70 mg d1～d2 q3w。患者规律门诊随访,2020年 4 月 23 日胸腔、腹腔、盆腔增强 CT 示:右肺恶性肿瘤术后改变,两肺结节(考虑转移灶机会大),右侧肺门及纵隔淋巴结肿大。因患者活动后气促,UCG 示 LVEF:36%,NT‐proBNP:656 pg/ml,ECG 提示完全性左束支传导阻滞,频发室早。患者于 2020 年 5 月 12 日植入CRT‐D 起博器,术后症状改善,复查 LVEF:53%。患者于 2020 年 7 月 1 日至 2020 年 8 月 26 日行姑息一线第1～4 周期 IcP 方案:伊立替康 100 mg d1 + 卡铂 300 mg d1q2w。第 4 周期患者化疗后呕吐较前严重,2020 年 10 月25 日行姑息一线减量第 5 周期 IcP 方案:伊立替康 80 mgd1 + 卡铂 300 mg d1 q2w,出院后 3 级呕吐,暂停化疗至2021 年 1 月。患者 2021 年 1 月 7 日复查 CT 示:右肺恶性肿瘤术后改变,两肺多发转移结节,较前(2020‐9‐30)片增大,评估病情进展。2021 年 1 月 18 日至 2021 年 3 月31 日重启姑息一线第 1～3 周期 IcP 方案:伊立替康 100mg d1 + 卡铂 300 mg d1 q2w。2021 年 2 月 9 日患者第 2周期化疗结束后自觉体力活动受限,轻微体力活动即引起疲乏、胸闷、气喘,夜间不能平卧,遂居家休养 1 月余后入院行第 3 周期化疗。2021 年 3 月 31 日第 3 周期化疗后持续呕吐、纳差,呕吐 3 级,伴心慌、轻微活动后乏力,休息 2周后自行好转。2021 年 5 月 21 日复查胸、腹、盆腔 CT:右肺恶性肿瘤术后改变,两肺多发转移结节(大者长径约33 mm),部分较前(2021‐1‐7)片增大,右侧胸腔少量积液,右侧胸膜局部增厚。现来肿瘤心脏病 MDT 门诊评估心脏情况,判断是否支持后续抗肿瘤治疗。

既往病史:高血压病史 10 余年,平时服用非洛地平+奥美沙坦+美托洛尔,控制可。2020 年 5 月行 CRT‐D 起搏器植入术。否认糖尿病史。否认心血管病家族遗传史。否认肝炎、结核等传染病史。

专科查体:BP:110/70 mmHg,神清,气平,营养中等。全身皮肤无黄染,全身浅表淋巴结无肿大,头颅无畸形,巩膜无黄染,双肺呼吸音清,未及干、湿啰音。心前区无隆起,心界不大,心率 70 次/分,律齐,无杂音,腹部平软,无压痛及反跳痛,肝、脾肋下未及,肝、肾区无叩击痛,肠鸣音不亢进,移动性浊音(-),双下肢不肿。

辅助检查:

胸部 CT(2021‐5‐21):右肺恶性肿瘤术后改变,两肺多发转移结节(大者长径约 33 mm),部分较前(2021‐1‐7)片增大,右侧胸腔少量积液,右侧胸膜局部增厚,甲状腺结节。

腹部、盆腔 CT(2021‐5‐21):脂肪肝,局部肝包膜下及胆囊窝旁肝岛可能,较前(2021‐2‐3)片相仿,肝囊肿,左肾结石,左肾小囊性灶,前列腺增生伴钙化。

ECG(2121‐5‐31):窦性心律,CRT 起搏器呈 VAT 形式起搏,功能良好(图 22‐1)。

UCG(2021‐6‐1):LBB‐CRT 术后:左心室壁收缩活动未见明显异常,左心房增大,LVEF:57%。

心肌标志物(2021‐5‐31):cTnT:0.005 ng/ml;CK‐MB:8 U/L;肌红蛋白:<21 ng/ml;NT‐proBNP:

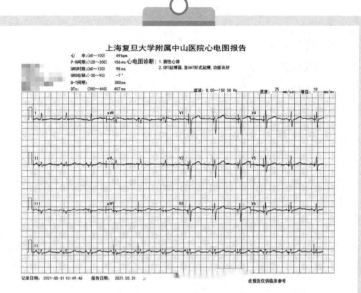

图 22-1　患者 ECG

12 pg/ml。

　　其他实验室检查(2021-5-31)：sST2：16.8：ng/ml；
空腹血糖：10 mmol/L；糖化血红蛋白：7.2%；甲状腺指
标、肿瘤指标正常。

肿瘤内科医生说

　　该患者诊断明确为大细胞神经内分泌癌，术后辅助予以 EP
方案，目前出现复发转移，姑息一线予以 IcP 方案。患者化疗后出
现 3 级胃肠道反应无法耐受，同时出现心慌、轻微活动后乏力，暂
停化疗后好转。但患者停药后出现疾病进展。患者既往有心功能
不全病史，曾经 UCG 提示 LVEF 低下，心内科给予 CRT-D 植入

术及正规抗心力衰竭药物后,患者 UCG 评估左心室壁收缩活动未见异常,LVEF 为 57%。考虑患者目前心功能尚可,心慌、乏力等临床表现与 3 级胃肠道反应相关,建议加强止吐对症处理。该患者姑息一线化疗有效,停药后疾病进展,可考虑继续恢复原化疗方案。

心内科医生说

患者老年男性,既往高血压、心功能不全病史明确,曾经 UCG 提示 LVEF 低下,合并完全性左束支传导阻滞,符合同步化治疗指征,心内科给予 CRT - D 植入术,目前正规抗心力衰竭药物治疗中,患者 UCG 评估左心室壁收缩活动未见异常,LVEF 为 57%,NT - proBNP 正常范围。该例患者是心内科治疗效果完美的病例,为抗肿瘤治疗提供了支持。患者既往心功能不全的病因无从追踪,当时考虑为高血压引起心功能不全,必要时可进一步完善冠状动脉检查。抗肿瘤治疗中继续密切随访 ECG 和心肌标志物,定期 UCG 检查,确保治疗过程心血管不良反应的监测和治疗。

临床药师说

患者接受依托泊苷联合顺铂术后辅助化疗 4 个周期后约 3 个月,随访 UCG 示 LVEF 为 36%;ECG 示完全性左束支传导阻滞,频发室性早搏;NT - proBNP 升高且存在活动后气促。根据诺氏药物不良反应评估量表评估本例患者得分为 5 分,考虑很可能为依托泊苷和顺铂所致心功能不全。患者接受起搏器植入术后,同时接受抗心力衰竭药物治疗,心功能恢复较好,接受伊立替康联合卡铂治疗期间无心血管系统不良反应,随访 UCG 示 LVEF 为 53%～57%;ECG 正常;心肌标志物基本正常。基于患者目前的心功能储备情况,可在密切监护下行抗肿瘤治疗。

临床诊疗经过

继续心内科相关药物治疗,沙库巴曲缬沙坦 50 mg bid、琥珀酸美托洛尔 47.5 mg qd、伊伐布雷定 2.5 mg bid、曲美他嗪 35 mg bid,根据目前客观检查结果,心血管方面无免疫治疗绝对禁忌,建议密切监护下继续抗肿瘤治疗,如无明确冠状动脉狭窄证据,可考虑靶向治疗。患者后续继续予以原方案化疗,加强止吐支持,予以帕洛诺司琼、地塞米松、阿瑞匹坦同时联合奥氮平四联止吐,患者未再出现 3 级胃肠道反应。患者 2021 年 8 月 23 日完成 8 周期 IcP 方案化疗后改为伊立替康单药维持治疗,2021 年 9 月 24 日评估病情为持续部分缓解。

病例亮点及难点

该患者为晚期大细胞神经内分泌癌,既往有心功能不全病史,已予以 CRT - D 起搏器植入,目前心功能改善。该患者姑息化疗期间出现胸闷、乏力等不适主诉,临床考虑可能与心功能不全相关。仔细追问病史,该患者姑息化疗期间出现 3 级胃肠道反应,停止化疗后胃肠道反应及胸闷不适均好转,结合患者目前随访 UCG 示 LVEF 为 53%～57%,心功能改善良好,考虑胸闷不适主诉与胃肠道反应相关,而非心功能不全所致。予以加强止吐支持后,患者上述症状均改善。至于该患者心功能不全原因,是由于高血压病史还是与术后辅助化疗相关,根据目前检查结果无法确认。

（施根灵）

23 乳腺癌合并扩张型心肌病

病历摘要

患者,女,66岁。

主诉:确诊乳腺癌2个月,ECG异常3天。

现病史:患者2021年3月自行扪及双侧乳腺肿块,无特殊不适。患者进一步就诊,B超(2021 - 4 - 10):右乳实性占位并右侧腋窝多发淋巴结肿大。2021年4月19日外院双乳穿刺病理结果示:左乳结节穿刺示乳腺间质纤维组织增生并玻璃样变性、黏液变性,右乳腺结节穿刺示:浸润性导管癌,雌激素受体(estrogen receptor,ER)(-),孕激素受体(progesterone receptor,PR)(-),HER2(3 +)。荧光原位杂交技术(fluorescent in situ hybridazation,FISH)检测HER2基因扩增。患者有扩张型心肌病病史,进一步完善检查,24小时动态心电图(2021 - 4 - 29):平均心率76次/分,室性早搏4 122次,房性早搏8 398次。外院冠状动脉造影术(2021 - 5 - 10):左

135

冠状动脉主干、左前降支、左回旋支动脉大致正常,右冠状动脉中远段 30% 狭窄,诊断为冠状动脉粥样硬化。我院 ECG(2021-6-8):窦性心律,室性早搏二联律,室性早搏,QRS 时限 0.16 s,Ⅰ度房室传导阻滞,完全性右束支传导阻滞,QRS 电轴左偏。我院 UCG(2021-6-11):左心房、心室扩大伴左心室整体收缩活动减弱,LVEF:42%;中重度二尖瓣反流;轻度肺动脉高压。为进一步评估后续治疗前来我院肿瘤心脏病 MDT 门诊就诊。

既往病史:扩张型心肌病史 30 年;2018 年 10 月因感冒后肺炎,心力衰竭,外院用药治疗:阿托伐他汀、美托洛尔、依那普利、螺内酯、氢氯噻嗪、单硝酸异山梨酯、阿司匹林。有心脏病家族史,同父异母的姐姐因心脏病病逝。母亲心力衰竭 2~3 年。否认高血压、糖尿病等病史。否认肝炎、结核等传染病史。否认手术史及外伤史。

专科查体:神清,精神略萎,BP:90/50 mmHg,心率:76 次/分,律齐。双下肢不肿。

辅助检查:

心肌标志物(2021-6-8):cTnT:0.013 ng/ml; NT-proBNP:1 279.0 pg/ml。

ECG(2021-6-8):窦性心律,室性早搏二联律,室早 QRS 时限 0.16 s,Ⅰ度房室传导阻滞,完全性右束支传导阻滞,QRS 电轴左偏(图 23-1)。

UCG(2021-6-11):左心房、心室扩大伴左心室

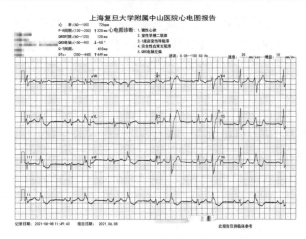

图 23 - 1　患者 ECG

整体收缩活动减弱,LVEF:42%;中重度二尖瓣反流;轻度肺动脉高压(图 23 - 2)。

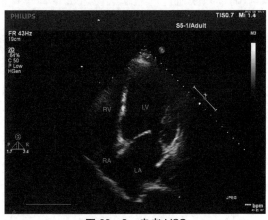

图 23 - 2　患者 UCG

注:LV,左心室;LA,左心房;RV,右心室;RA,右心房。

肿瘤内科医生说

该患者为 *HER2* 阳性局部晚期乳腺癌,目前指南推荐对于肿瘤>2 cm 或出现淋巴结转移的 *HER2* 阳性乳腺癌患者首选新辅助治疗。新辅助治疗方案在曲妥珠单抗基础上增加帕妥珠单抗,可以进一步提高 *HER2* 阳性患者病理学完全缓解(pathological complete response,pCR)率。但是曲妥珠单抗和帕托珠单抗均为抗 *HER2* 单克隆抗体,会导致心脏毒性,不适合 LVEF<50% 的患者。而抗 *HER2* 酪氨酸激酶抑制剂与大分子单克隆抗体相比,心脏毒性相对更小。化疗药物可选择小剂量紫杉类药物单药治疗。该患者若不能耐受新辅助化疗,可考虑直接手术。

心内科医生说

患者目前因确诊乳腺恶性肿瘤拟行手术,术前进行心血管系统评估来诊。既往有扩张型心肌病史 30 年,有心脏病家族史。冠状动脉造影明确排除缺血性心肌病。患者诉室性早搏病史多年,因无明显心悸不适,未用药治疗,ECG 提示室早二联律。UCG 结果也支持扩张型心肌病、心功能不全的诊断。心力衰竭标志物 NT‑proBNP 升高不多,与 LVEF 低下不成比例。故病因上需要与心动过速型心肌病、频发室性早搏相鉴别。建议密切随访下给予抗心力衰竭正规治疗以及抗心律失常药物治疗 2 周,复查 24 小时动态心电图、心肌标志物和 UCG,如有所改善应争取外科手术治疗机会。至于新辅助化疗方案,需要在密切监测心血管不良反应基础上,慎重选择心脏毒性小的药物。

临床药师说

患者有长期扩张型心肌病史,目前心功能不全,评估为 ASA

Ⅲ级,非手术治疗绝对禁忌。从穿刺病理结果看,如果与手术病理一致,患者术后应行双靶治疗,但鉴于患者目前心功能状态,风险较大。建议在抗心力衰竭和抗心律失常药物治疗的基础上,尝试口服靶向治疗药物,并定期密切监测心功能,根据患者耐受情况及时调整治疗方案。

临床诊疗经过

患者目前扩张型心肌病室性早搏频发,存在传导阻滞,继续目前用药,密切监测血压以及 UCG 变化。可考虑外科评估能否行乳腺癌根治术。若不考虑根治手术,建议白蛋白紫杉醇 100 mg 周剂量联合吡咯替尼化疗。

患者 2021 年 6 月 12 日开始吡咯替尼 160 mg + 白蛋白紫杉醇 100 mg 周剂量化疗,共 4 周期,治疗后肿瘤有明显缩小,但胃纳较差,无法耐受进一步治疗。

复查 UCG(2021 - 8 - 10):左心房、心室扩大伴左心室整体收缩活动减弱,LVEF:38%。

患者 2021 年 8 月 11 日行"右侧乳房癌改良根治术 + 右腋窝前哨淋巴结活检术",术后病理结果(2021 - 8 - 22):(新辅助治疗后,右乳)送检乳腺组织取材充分,镜下部分区域纤维组织增生胶原化,伴较多炎症细胞浸润,符合治疗后改变,未见明确肿瘤残留。参考乳腺癌治疗后评分标准,相当于 G5(瘤床无浸润癌细胞参考,符合 pCR)。(右前哨淋巴结)冰冻剩余组织深切片,检查淋巴结 5 枚,均未见癌转移;腋窝淋巴结 10 枚,均未见癌转移(0/10)。患者术后继续予以吡咯替尼靶向治疗。

病例亮点及难点

该患者为局部晚期 *HER2* 阳性乳腺癌,基线合并扩张型心肌病史,既往反复发生心力衰竭。根据患者肿瘤分期及分子分型,首选进行抗 *HER2* 新辅助治疗。但该患者心功能不全病史使抗肿瘤治疗明显受限。充分权衡后,选择小剂量抗 *HER2* 酪氨酸激酶联合小剂量白蛋白紫杉醇化疗,后续完成乳腺癌改良根治术,术后病理达到完全缓解。这是乳腺癌合并严重心功能不全多学科治疗非常成功的病例。

(陈　洁)

24 乳腺癌合并心功能不全：一元论与多元论

病 历 摘 要

患者,女,65 岁。

主诉: 左乳癌术后 3 年余,复发 1 年余,胸闷 1 个月。

现病史: 患者 2017 年 9 月诊断明确为"局部进展期左乳癌"行新辅助化疗,予以 AC 方案(多柔比星和环磷酰胺)共 4 周期。患者 2017 年 12 月行左乳癌改良根治术。术后病理:左乳浸润性导管癌Ⅱ级,3 cm,未见明显脉管癌栓侵犯,腋窝淋巴结(1/5),免疫组化:ER(10% +),PR(0),*HER2*(0),Ki - 67(25% +)。术后行紫杉醇化疗 1 周期,因无法耐受停止化疗。患者后行辅助放疗,针对原发灶及引流区淋巴结,共 DT 50 Gy/25 Fx。患者定期随访,2019 年 11 月 4 日胸部 CT:前纵隔团片状软组织密度影较前增大,邻近胸骨见骨质破坏改变,提示左乳癌并胸壁及胸骨、前纵隔转移可能大。患者 2020 年 1 月 20 日起行姑息一线 GP 方案(吉西他滨和顺铂)化疗,末次时间 2020 年 3 月 27 日。2020 年 5 月 18 日起行长春瑞滨口服维持治疗。2020 年 11 月评估疾病进展,改用二线卡培他滨治疗。患者 2021 年 1 月 4 日因疾病进展起改用三线白蛋白紫杉醇单药化疗,已完成 6 周期。2021 年 6 月 26 日因胸闷心慌、不能耐受停药。2021 年 7 月 7 日外院 ECG:心房颤动伴快速心室率;完全性右束支传导阻滞。2021 年 8 月 11 日我院 UCG:左心室整体收缩活动减弱,LVEF:42%;左心房增大;中度二尖瓣反流;中度肺动脉高压伴轻中度三尖瓣反流;主动脉瓣局部钙化。2021 年 8 月 16 日心肌标志物:cTnT:13.7 pg/ml;NT－proBNP:2 461 pg/ml。现为进一步抗肿瘤治疗前处理心功能不全,至肿瘤心脏病 MDT 门诊就诊。

既往病史:心房颤动、冠心病史 4 年余,具体不详。现用药:呋塞米 20 mg qd、螺内酯 10 mg qd、琥珀酸美托洛尔 23.75 mg qd、银杏叶片 1 片 tid。

专科查体:神情,一般情况可,双下肢无水肿。

辅助检查:

外院 ECG(2021－7－07):心房颤动伴快速心室率;完全性右束支传导阻滞。

UCG(2021－8－11):左心室整体收缩活动减弱,LVEF:42%;左心房增大;中度二尖瓣反流;中度肺动脉高压伴轻中度三尖瓣反流;主动脉瓣局部钙化(图 24－1)。

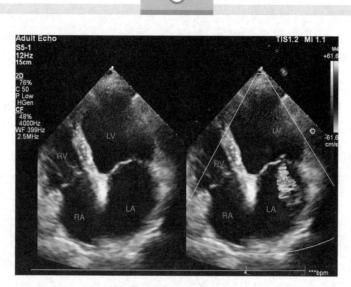

图 24 - 1 患者 UCG

注：LV，左心室；LA，左心房；RV，右心室；RA，右心房；MR，二尖瓣反流。

心肌标志物（2021 - 8 - 16）：cTnT：13.7 pg/ml；NT - proBNP：2 461 pg/ml。

肿瘤内科医生说

患者初诊为局部晚期 Luminal B 型乳腺癌，使用 AC 方案新辅助治疗后行根治手术。术后 2 年出现复发转移，以姑息治疗为主。患者一线 GP 方案序贯长春瑞滨口服维持，二线卡培他滨治疗，三线白蛋白紫杉醇单药，目前疾病控制稳定。患者使用白蛋白紫杉醇 6 周期后出现心房颤动伴快速心室率，合并左室射血分数下降。考虑患者既往围手术期有蒽环类药物使用史,需详细了解总暴露剂量;患者为左侧乳腺癌,术后针对原发灶及引流区淋巴结,共 DT 50 Gy/25 Fx,左侧胸壁放疗有心脏损伤可能;目前使用白蛋白紫杉醇为紫杉类药物,有心律失常等不良反应;既往有心房颤动及冠心病病史。以上因素均提示患者心功能不全可能为原发,而非单一因素所致。目前需要规范抗凝、控制心室率、改善心功能治疗。患者目前症状明显,存在心功能不全,而肿瘤控制稳定,可暂缓抗肿瘤治疗,优先治疗心律失常及心功能不全。

心内科医生说

患者心力衰竭、心房颤动伴快速心室率就诊,常规 ECG 提示心室率达 140 次/分,经过外院利尿和美托洛尔治疗后自诉好转。既往无明确心脏病史,多年前 UCG 结果正常。结合病史,心房颤动合并心力衰竭病因分析如下:①蒽环类药物致心脏毒性,需要了解之前蒽环类累积剂量,为排除性诊断;②患者 UCG 未提示左心室增大,需考虑快速心律失常性心肌病,但病史中患者提供的症状变化和随访资料甚少;③老年女性,以往外院诊断为冠心病,依据不充分,无禁忌情况可进一步冠状动脉 CTA 检查明确冠状动脉病变情况。处理上积极对症治疗,控制心室率,同时给予 ARNI、利尿等处理。根据 CHA2DS2-VASc 评分,给予抗凝治疗。

临床药师说

患者目前出现心功能不全(LVEF 42%)、心房颤动伴快速心室率,有胸闷、气促症状,考虑为多种危险因素共同作用的结果。患者曾接受蒽环类药物和左乳放疗,蒽环类药物迟发性毒性可表现为心功能不全甚至心力衰竭和心律失常;放疗则可导致冠状动脉病变、瓣膜损伤、心肌损伤和心律失常(患者完全性右束支传导阻滞即是典型的放射性传导系统损伤）。患者自诉 4 年多冠心病合并心房颤动史可能与当时的抗肿瘤治疗所致心脏毒性相关。目前心房颤动伴快速心室率与白蛋白紫杉醇相关性无法排除，胸闷则可能与冠心病史以及卡培他滨有关，有必要行冠状动脉 CT 明确评估冠状动脉状况是否需要处理。药物治疗可以考虑使用 β 受体阻滞剂、抗凝药、利尿剂、营养心肌药和强心药。

临床诊疗经过

患者进一步完善检查，冠状动脉 CTA 提示：左前降支中段多发斑块，狭窄约 50%（图 24-2）。24 小时动态心电图：心房扑动伴不规则房室传导，完全性右束支传导阻滞合并左前分支传导阻滞。患者 CHA2DS2 - VASc 评分 3 分，予以利伐沙班抗凝。

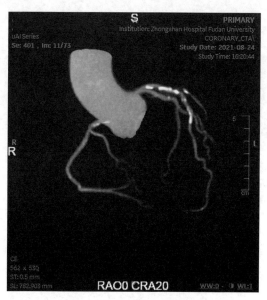

图 24-2　患者冠状动脉 CTA

病例亮点及难点

　　本例患者心血管事件考虑多元论,蒽环类药物迟发性毒性可表现为心功能不全和心律失常;放疗则可导致冠状动脉病变、瓣膜损伤、心肌损伤和心律失常。需要综合多项检查,一一明确并对症治疗。当患者心脏疾病与抗肿瘤治疗存在矛盾时,需要平衡两者,本例患者目前心功能不全症状明显,而肿瘤相对控制稳定,可暂缓抗肿瘤治疗,优先纠正心律失常及心功能不全。

（夏　雪）

25 肺癌患者心功能不全的原因及处理

病历摘要

患者,男,78 岁。

主诉:发现肺腺癌半年,胸闷气促、心悸 3 个月余。

现病史:患者 2021 年 2 月 20 日外院诊断左肺占位伴左锁骨淋巴结转移。左锁骨上淋巴结穿刺病理:见恶性肿瘤细胞,倾向转移性非小细胞癌(腺癌可能)。基因检测 EGFR 第 21 外显子存在点突变(L858R)。患者 2021 年 3 月起行奥西替尼 80 mg 口服治疗,用药 2 个月后出现反复牙龈出血。2021 年 5 月 26 日患者因胸闷、活动性气喘来我院急诊就诊,血常规(2021 - 5 - 26):血小板 8×10^9/L。ECG 提示:心房颤动伴快速心室率,肢体导联低电压,T 波改变(T 波在 I、aVL 导联低平)。心肌标志物:cTnT: 0.012 ng/ml;NT - proBNP:1 287.0 pg/ml;降钙素原:

0.03 ng/ml。2021 年 6 月 4 日 UCG 提示:双心房增大伴轻中度二尖瓣反流及中度三尖瓣反流;左心室整体收缩活动减弱(心房颤动伴快速心室率);主动脉瓣钙化伴轻度反流;中度肺高压;LVEF:44%。患者开始使用沙库巴曲缬沙坦、美托洛尔、地高辛、曲美他嗪、托拉塞米治疗,同时开始甲泼尼龙 8 mg tid 口服,停用奥西替尼。患者复测血常规(2021 - 6 - 18):血小板计数:84×10^9/L。甲泼尼龙缓慢减量,2021 年 8 月复查评估提示肺癌合并多发脑、骨转移,疾病进展,本次为评估心功能能否继续使用奥西替尼治疗而至肿瘤心脏病 MDT 门诊就诊。

既往病史:高血压病史 10 年余,服用苯磺酸氨氯地平,控制可。哮喘病史 10 年余,肿瘤治疗后发作频率增加。既往有慢性血小板减少病史 10 余年。

专科查体:一般情况欠佳,坐位略显气促,BP:102/66 mmHg,心率:104 次/分,心房颤动心律,双下肢轻度、对称性、凹陷性水肿。

辅助检查:

胸部增强 CT(2021 - 4 - 29):左肺恶性肿瘤病例:左肺结片灶,大小:1.4 cm×1.2 cm, 1.6 cm×1.3 cm;两侧腋窝、锁骨区及纵隔可见稍大淋巴结(图 25 - 1)。

ECG(2021 - 5 - 26):心房颤动伴快速心室率,肢体导联低电压,T 波改变(T 波在 I、aVL 导联低平)。

心肌标志物(2021 - 5 - 26):cTnT:0.012 ng/ml;NT - proBNP:1 287.0 pg/ml;降钙素原:0.03 ng/ml。

UCG(2021 - 6 - 4):双心房增大伴轻中度二尖瓣反流

及中度三尖瓣反流；左心室整体收缩活动减弱（心房颤动伴快速心室率）；主动脉瓣钙化伴轻度反流；中度肺高压；LVEF：44%。

心肌标志物（2021 - 8 - 3）：NT - proBNP：1 220. 2 pg/ml。

凝血功能（2021 - 8 - 3）：D -二聚体：2. 67 μg/ml。

24 小时动态心电图（2021 - 8 - 10）：全程心房颤动，平均心率 116 次/分，未见长间歇。

心肌标志物（2021 - 8 - 15）：NT - proBNP：215. 0 pg/ml。

UCG（2021 - 8 - 18）：左心房增大、二尖瓣中量反流、主动脉瓣钙化、中度肺动脉高压、三尖瓣中量反流；LVEF：58%。

肺动脉 CTA（2021 - 8 - 18）：未见明显肺动脉血栓。

双下肢静脉血栓（2021 - 8 - 18）：双下肢深静脉血流通畅。

头颅 CT（2021 - 8 - 17）：多发脑转移瘤。

ECT（2021 - 8 - 27）：多发肿瘤骨转移。

UCG（2021 - 9 - 3）：双心房增大；主动脉瓣钙化；轻度肺动脉高压伴轻中度三尖瓣反流；LVEF：65%。

肿瘤内科医生说

患者为晚期肺腺癌，基因检测 EGFR 第 21 外显子存在点突变（L858R），姑息一线采用奥西替尼单药口服。患者用药后出现牙龈出血伴胸闷,完善检查提示 4 级血小板下降及心房颤动伴 LVEF 下降。奥西替尼为靶向药物,骨髓抑制毒性较小,患者既往有慢性血小板减少病史,激素冲击后恢复,考虑与患者既往病史相关,而非奥西替尼不良反应。患者心力衰竭和心房颤动考虑为奥西替尼所致,停药及对症处理后目前心脏功能恢复,肿瘤进展,需尽快开始抗肿瘤治疗,可恢复奥西替尼口服,建议从半量开始,并密切随访心功能变化。若患者仍不能耐受,可更换其他对于心脏功能影响较小 EGFR 抑制剂。

心内科医生说

这是一例使用奥西替尼靶向治疗后出现 LVEF 下降的患者,在停用后 LVEF 逐渐恢复正常。伴随的情况包括心房颤动伴快速心室率,建议完善 24 小时动态心电图检查,积极控制心室率和进行抗血栓治疗。目前 LVEF 恢复正常,如需重启奥西替尼治疗,可减半量开始,需要定期随访 ECG、心肌标志物和 UCG。

临床药师说

患者使用奥西替尼单药靶向治疗,无基础心律失常和冠状动脉疾病基础,根据诺氏药物不良反应评估量表评估本例患者得分为 8 分,考虑很可能为奥西替尼所致心力衰竭和心房颤动。根据 FARES 数据库分析显示接受奥西替尼治疗的患者发生心力衰竭可能性是其他 EGFR TKI 治疗患者的 2 倍,奥西替尼对野生型 *ErbB2*（*HER2*）抑制作用强于厄洛替尼或阿法替尼,其机制可能与其对野生型 *HER2* 受体的亲和力干扰下游信号传导和正常的心肌细胞应激反应有关,如果证实此机制,那么停止治疗可使左心室收缩功能恢复。同时奥西替尼可影响传导系统,引起心房颤动或心室颤动,以及可能通过左束支传导阻滞和机械不同步的发展或通过对心肌直接影响间接导致心力衰竭。该患者停用奥西替尼后心功能明显好转,但考虑到目前缺乏有效抗肿瘤治疗手段,可在密切监护下重启奥西替尼治疗。

临床诊疗经过

患者经心内科治疗后,心功能恢复,心室率得到控制,可考虑奥西替尼半量治疗,密切随访 ECG、UCG 和心肌标志物。继续目前心内科治疗,同时加用利伐沙班 10 mg 口服抗凝治疗。

病例亮点及难点

奥西替尼常见的心血管损伤为心脏收缩能力减弱和传导系统异常。可能与其对野生型 *HER2* 受体的亲和力干扰下游信号传导和正常的心肌细胞应激反应有关。同时,奥西替尼可影响传导系统,引起心房颤动或心室颤动,以及可能通过左束支传导阻滞和机械不同步的发展或通过对心肌直接影响间接导致心力衰竭。通常情况下,停止治疗后左心室收缩功能及传导异常可恢复。

奥西替尼治疗期间出现明显心血管不良作用,首先应中止奥西替尼治疗,同时予心血管对症治疗。但中止抗肿瘤治疗存在肿瘤进展风险,可考虑选用其他对心血管影响较小的替代方案。如无有效的替代方案,在心脏损伤恢复后,可考虑降低剂量重启奥西替尼,但在治疗期间需要密切监测是否再发心血管事件。

(夏　雪)

26 肠癌合并心功能不全能手术吗

病历摘要

患者,男,62岁。

主诉:确诊结肠癌3年,肺转移1年,肝转移1个月。

现病史:患者2018年7月初因肠梗阻外院检查发现结肠癌,于2018年7月5日行"降结肠癌伴梗阻金属支架置入术"。患者拟进一步行"肠癌根治术"入住外院,入院后完善进一步检查,UCG(2018-7-23):二尖瓣中度关闭不全(瞬时量8.6 ml);左心增大(左心房容积77 ml、左心室容积155 ml);左心室收缩功能降低(LVEF:39%)。冠状动脉CTA(2018-07-24):左前降支近中段多发软硬斑,管腔粗细不均,局部重度狭窄,左回旋支近中段软硬斑,管腔轻度狭窄,中段心肌桥,左冠状动脉全程多发软硬斑,管腔轻中度狭窄。患者2018年7月31日于后降支近段及右冠状动脉中段至开口处植入Synergy 2.75×38 mm及Synergy 3.5×38 mm药物支架。患者2018年8

月 14 日行根治性左半结肠切除术＋肠粘连松解术,术后病理:(升结肠)绒毛状管状腺瘤伴低级别上皮内瘤变,(降、乙状结肠交界处)高至中分化腺癌,脉管癌栓(＋),*KRAS* 基因突变型。患者术后行奥沙利铂联合卡培他滨化疗 8 周期。2020 年 8 月体检发现肺结节增多,2020 年 11 月外院肺穿刺病理明确为肠癌肺转移,予以 FOLFIRI 方案(伊立替康、亚叶酸钙和 5－氟尿嘧啶)化疗 12 周期,期间疗效评估疾病稳定。患者 2021 年 6 月复查肺内病灶进展,改用二线曲氟尿苷替匹嘧啶单药口服治疗,共完成 3 周期。2021 年 8 月复查肺内转移灶增大,同时出现肝转移,评估疾病进展。患者目前自诉无明显不适,为评估心脏功能是否可行后续靶向治疗及肝转移是否可行手术治疗至肿瘤心脏病 MDT 门诊就诊。

既往病史:否认高血压病史。有糖尿病病史 4 年余,服用达格列净、二甲双胍治疗,控制欠佳。冠心病病史 20 年,2018 年 PCI 术后予以双联抗血小板、他汀类降脂稳定斑块、硝酸酯类扩冠药物治疗。2019 年停用阿司匹林,调整为沙库巴曲缬沙坦、吲哚布芬、瑞舒伐他汀等治疗。

专科查体:一般可,双下肢无水肿。

辅助检查:

心肌标志物(2021－7－5):cTnT:0.01 ng/ml;NT-proBNP:466 pg/ml。

UCG(2021－6－23):左心房增大,左心室内径正常上限,左心室多壁段收缩活动异常,LVEF:41%;轻中度二尖瓣反流;主动脉瓣钙化(图 26－1)。

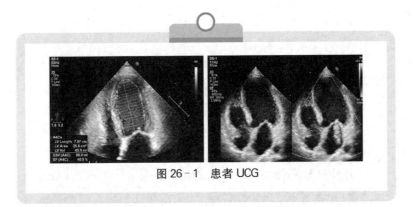

图 26 - 1　患者 UCG

肿瘤内科医生说

　　该患者为晚期肠癌合并肝、肺转移，*KRAS* 突变型，既往三线治疗失败，同时合并冠心病及心功能不全。患者新发肝脏转移，既往肺转移病灶增大，若无法行肝、肺转移病灶根治手术，则手术获益不大，且患者心功能不全，围手术期风险较大。患者多线化疗药物失败，基因类型为 *RAS* 突变型，后线治疗药物选择为抗血管靶向治疗，但患者有冠心病支架植入病史，而抗血管药物有血栓形成风险。患者目前规范抗血小板、他汀类降脂稳定斑块、硝酸酯类扩冠药物治疗，且近期无活动后胸闷、胸痛发生。可考虑密切监测下酌情使用抗血管生成靶向药物。

心内科医生说

　　这是一位结肠癌术后肺转移、肝转移的患者，患者同时有高血压、冠心病、糖尿病史，2018 年曾行 PCI 治疗，近期正规用药，无明显活动性胸痛表现。为评估心血管情况是否能耐受外科再次手术来诊，建议复查心肌标志物。患者缺血性心肌病、心功能不全，LVEF：41%，考虑外科手术如麻醉过程可引发循环不稳定，围手术期风险偏大,手术与否需与患者和家属取得充分沟通,权衡利弊下方可进行。

此外,冠心病、PCI 术后,冠状动脉仍存在狭窄病变,近期无活动性胸痛,目前心绞痛评估稳定型,但围手术期存在急性心肌缺血风险,如考虑手术,麻醉过程中血压不宜过低,围手术期注意抗血栓药物的调整。

临床药师说

患者合并糖尿病、冠心病同时存在心功能不全,围手术期心血管事件风险显著高于一般人群,如考虑行手术治疗,需充分衡量获益与风险。如无法耐受或不愿接受手术治疗,可行抗血管生成靶向治疗,主要心血管不良反应包括高血压、出血或血栓。尽管静脉血栓栓塞事件发生率高于动脉血栓栓塞事件,对患者来说,预防脑血管意外、心肌梗死发生更为重要。

临床诊疗经过

患者后续未予手术治疗,改用四线呋喹替尼 3 mg 单药口服,用药过程中未发生急性冠状动脉综合征,定期复查随访。

病例亮点及难点

患者为晚期肠癌合并肝、肺转移,既往三线治疗失败,治疗手段有限。现新发肝脏转移,既往肺转移病灶增大,若无法行肝、肺转移病灶根治手术,从肿瘤治疗角度出发,手术获益不大。同时患者有冠心病、缺血性心肌病、心功能不全,围手术期心血管事件风险显著高于一般人群。综合权衡,手术获益有限,同时增加心血管事件发生风险,故本例患者建议药物治疗为主。

如患者无法耐受或不愿接受手术治疗,针对患者目前疾病情况,可行抗血管生成靶向治疗。而抗血管生成靶向治疗也会导致心血管不良反应,包括高血压、出血或血栓。尽管静脉血栓栓塞事件发生率高于动脉血栓栓塞事件,对患者来说,预防脑血管意外、心肌梗死发生更为重要。故而在治疗前、治疗中需要动态评估、监测患者心脑血管事件的发生情况。

（谢　芸）

27 食管癌合并扩张型心肌病

病 例 摘 要

患者,男,65岁。

主诉:食管癌术后3个月余,扩张型心脏病7年余。

现病史:患者2021年6月21日于外院行食管癌根治术,术后病理:(食管中下段)腺癌,浸润至外膜外纤维组织,中-低分化环形切缘(+)、脉管内癌栓(+)、神经侵犯(+)。淋巴结:食管旁淋巴结3/5(+);小弯淋巴结(7/12,另见癌结节1枚);大弯淋巴结(0/6);胃左动脉旁淋巴结(1/1);贲门右淋巴结(1/3);脾动脉淋巴结为纤维脂肪和血管组织。患者术后行辅助放疗,针对术区及淋巴结引流区,共54 Gy/28 Fx,末次为2021年8月18日。现患者为评估辅助化疗风险至肿瘤心脏病MDT门诊就诊。

既往病史:扩张型心肌病7年余,目前口服卡维地洛、氯沙坦钾、螺内酯,近期无明显不适。患者每年规律UCG

复查。否认高血压、糖尿病等慢性病史。

专科查体：BP：80/50 mmHg，心率：64 次/分，可及早搏频发，双下肢无水肿。

辅助检查：

UCG（2015‑3‑9）：左心房、心室扩大伴左心室整体收缩活动减弱，LVEF：36%。

UCG（2016‑3‑30）：左心房、心室扩大伴左心室整体收缩活动减弱，LVEF：37%。

UCG（2017‑4‑24）：左心房、心室扩大伴左心室整体收缩活动减弱，LVEF：46%，轻度二尖瓣反流。

UCG（2018‑4‑20）：左心房、心室扩大伴左心室整体收缩活动减弱，LVEF：45%。

UCG（2019‑5‑20）：左心房、心室扩大伴左心室整体收缩活动减弱，LVEF：46%。轻度二尖瓣反流。

外院 24 小时动态心电图（2020‑12‑4）：窦性心律，室性早搏74 个，ST‑T 改变，平均心率66 次/分。

UCG（2020‑6‑30）：左心房、心室扩大，左心室整体收缩活动减弱，LVEF：42%（图 27‑1）。

外院 UCG（2021‑5‑20）：LVEF：50%，左心增大，二尖瓣轻度反流。

UCG（2021‑9‑17）：左心房、心室扩大，左心室整体收缩活动减弱，LVEF：37%。

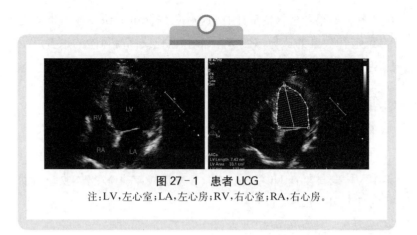

图 27 - 1　患者 UCG

注:LV,左心室;LA,左心房;RV,右心室;RA,右心房。

肿瘤内科医生说

　　患者为食管腺癌根治术后,术后病理分期为 pT3N3M0,ⅣA期。患者术后分期较晚,未行新辅助治疗,需接受术后规范辅助放化疗。患者已经完成术后辅助放疗,但患者有心功能不全病史,目前 LVEF 仅为 37%,继续行辅助化疗耐受性较差,且患者目前为无瘤状态,辅助化疗风险较高,不建议术后辅助化疗。

心内科医生说

　　患者为扩张型心脏病患者,卡维地洛、氯沙坦钾、螺内酯治疗中,客观检查提示 LVEF 低下,心功能失代偿,建议可调整心力衰竭治疗为 ARNI,抗肿瘤治疗方案应回避心脏毒性药物。

临床药师说

　　患者多年扩张型心脏病史,NYHA 心功能Ⅱ级,已接受 ARB、利尿剂和肾上腺素受体阻滞剂等标准治疗,应注意休息,避免劳累。如果考虑行辅助化疗,应避免选择可能诱发或加重心力衰竭、心律失常的药物,对于有深静脉血栓或高凝风险的患者可予抗凝治疗。

临床诊疗经过

不建议患者行抗肿瘤治疗。调整心力衰竭用药:卡维地洛 10 mg bid,沙库巴曲缬沙坦 50 mg bid,螺内酯 20 mg qd。患者 2021 年 10 月 29 日复查 UCG:左心房、心室扩大,左心室整体收缩活动减弱,LVEF 为 35%。

病例亮点及难点

本例患者基础有扩张型心肌病伴心功能不全,心功能失代偿,建议可调整心力衰竭的治疗为 ARNI。ARNI 是近年来心力衰竭领域中的新型药物,在进一步降低心力衰竭患者发病率和死亡风险方面取得重大突破。ARNI 同时具有 ARB 和脑啡肽酶抑制剂的作用,可以同时抑制血管紧张素受体和脑啡肽酶。大型随机对照试验 PARADIGM–HF 证实,症状性射血分数降低性心力衰竭(HFrEF)患者应用 ARNI 3 年后,无论总死亡、心源性死亡还是再住院率均较依那普利组显著下降。指南对于 NYHA Ⅱ级或Ⅲ级、能够耐受血管紧张素转化酶抑制剂(angiotensin coverting enzyme inhibitor,ACEI)或 ARB 的慢性症状性 HFrEF 患者,推荐以 ARNI 替代 ACEI 或 ARB,以进一步降低发病率和死亡率。

(谢 芸)

28 抗肿瘤治疗后左心室射血分数下降是何故

病 例 摘 要

患者,女,21 岁。

主诉:子宫恶性肿瘤术后复发 9 个月,发现 LVEF 下降 2 个月余。

现病史:患者 2020 年 7 月因"痛经"于外院行子宫肌瘤部分挖除。术后病理:子宫平滑肌瘤伴玻璃样变性。2020 年 10 月外院病理会诊:子宫平滑肌瘤伴广泛玻璃变性及大量浆细胞为主的炎症细胞浸润。术后戈舍瑞林治疗 3 次,末次 2020 年 12 月 19 日。患者 2020 年 12 月子宫肿瘤再发,2021 年 1 月 20 日于外院再次行全子宫 + 双附件 + 大网膜切除。术后病理:符合高级别子宫间叶源性肿瘤;可能为非特殊肉瘤;不除外恶性血管周上皮样细胞肿瘤/PEComa 或高级别间质肉瘤;肿瘤浸润宫壁达浆膜旁及宫旁,并累及双卵巢表面及卵巢系膜,可见癌栓。患者术后行化疗 4 周期:贝伐珠单抗+顺铂+表柔比星(表柔比星累积剂量 690 mg),末次 2021 年 5 月 7 日。患者因病情进展,新发肺转移,2021 年 6 月 4 日改卡铂联合异环磷酰胺化疗 2 周期,同时于 2021 年 7 月开始加用安罗替尼治疗。患者服药两周后出现蛋白尿,查 24 小时尿蛋白定量:6.23 g/24 h。停用安罗替尼 2 周后复查尿蛋白为 0.3 g/24 h。2021 年 9 月 3 日 UCG:LVEF:43%。现患者为进一步诊治至我院肿瘤心脏病 MDT 门诊就诊。

既往病史:否认高血压、糖尿病、肝炎史。

专科查体:一般情况可,双下肢无水肿。

辅助检查:

UCG(2021-03-01):LVEF:65%

UCG(2021-09-03):LVEF:43%。

UCG(2021-09-16):室间隔中段见局部类圆形增厚(约 24 mm×18 mm),请结合其他检查;左心室整体收缩活动减弱,LVEF:48%(图 28-1)。

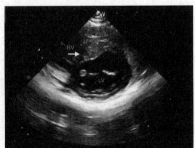

图 28-1　患者 UCG

肺动脉CTA(2021 - 9 - 20)：未见明显异常,右肺门淋巴结增大可能,两肺多发转移,两侧胸腔积液。

肿瘤内科医生说

　　该患者肿瘤诊断为高级别子宫间叶源性肿瘤,目前出现肺转移,无法手术根治,以姑息治疗为主。患者既往心功能正常,近期出现 LVEF 下降可能与肿瘤本身及多种抗肿瘤治疗相关。患者既往抗血管生成靶向药物治疗期间出现大量蛋白尿,目前不建议继续此类药物,化疗方案可选择对心脏影响较小的药物,如吉西他滨、抗微管类药物等等。

心内科医生说

　　患者为年轻女性,既往无心血管疾病史,诊断盆腔结缔组织和软组织恶性肿瘤(子宫间叶源性肿瘤),接受过手术治疗、化疗、激素治疗和抗血管靶向药物治疗,目前出现肺部转移和可疑心脏累及,UCG 提示 LVEF 低下(43%～48%)。原因上考虑：①肿瘤直接侵犯引起,目前 UCG 提示室间隔终端局部类圆形增厚;②蒽环类药物毒性,患者蒽环类累积剂量尚在使用允许范围,但蒽环类药物不存在安全剂量,故不能完全排除相关性;③抗血管靶向药物的使用多见引起高血压、蛋白尿,也可引起心脏血管痉挛等造成心肌缺血。目前患者 LVEF 为 48%,在停用可致心血管毒性药物和治疗之后有所改善,而肿瘤负荷仍存在较大的治疗需求。处理上建议加强心肌保护治疗,沙库巴曲缬沙坦 25 mg bid 起始,后根据血压情况逐渐加量,停用氢氯噻嗪,予琥珀酸美托洛尔 23.15 mg qd、螺内酯 20 mg qd。定期随访 ECG、UCG、心肌标志物,如治疗意愿强,可密切随访下制订治疗方案。

临床药师说

患者目前出现心功能不全(LVEF:43%),有胸闷、气促症状,考虑为多种危险因素共同作用的结果。患者曾接受蒽环类、铂类、异环磷酰胺和抗血管生成靶向药物治疗,蒽环类药物迟发性毒性可表现为心功能不全甚至心力衰竭;而铂类可导致心律失常,抗血管生成靶向药物可导致高血压、蛋白尿、血栓或出血,异环磷酰胺心脏毒性报道较少,因此考虑与蒽环类药物相关性更大。同时患者肿瘤已累及心脏(室间隔中段见局部类圆形增厚),也是影响患者心功能的可能因素。药物治疗可以考虑使用 β 受体阻滞剂、利尿剂、营养心肌药和强心药,在密切监护下进行抗肿瘤治疗。

临床诊疗经过

患者多线治疗后,目前 LVEF 为 48%。2021 年 9 月 22 日予以姑息三线第 1 周期艾立布林 + 吉西他滨方案化疗。患者复查 UCG(2021 - 9 - 28):室间隔中段局部类圆形占位(约 24 mm × 19 mm),室间隔局部收缩活动减弱,少量心包积液,LVEF:55%。

病例亮点及难点

年轻患者多无基础心血管疾病史,该患者虽然缺乏基线 UCG 检查结果,但根据年龄及症状,推测基础无心功能异常。患者在接受手术治疗、化疗、激素治疗和抗血管靶向药物治疗后,发现肺部转移,可疑累及心脏,LVEF 低下(43%~48%)。首先不能除外肿瘤直接侵犯引起的心功能异常;同时,患者使用过蒽环类药物,蒽环类药物不存在安全剂量,故不能完全排除药物心脏毒性作用;抗血管靶向药物的使用多见引起高血压、蛋白尿,少数情况下会引起心脏血管痉挛等,进一步造成心肌缺血。在后续治疗上需要针对以上3个靶点多管齐下。积极控制肿瘤、改善心功能、避免心脏毒性药物的使用。

　　在后续抗肿瘤方案选择方面,考虑患者既往抗血管生成靶向药物治疗期间出现大量蛋白尿,故而不建议继续使用该类药物,化疗方案可选择对心脏影响较小的药物,如吉西他滨、抗微管类药物等。

(许宇辰)

29 抗肿瘤治疗后左心室射血分数下降：警惕类癌综合征

病例摘要

患者,男,37 岁。

主诉:发现胰腺肿瘤 2 个月余,胸闷、气促 1 个月。

现病史:患者 2021 年 8 月无明显诱因出现反复腹泻,每日 10 余次,伴恶心不适,无发热、面色潮红,无黑便、血便。患者进一步就诊,2021 年 8 月 20 日胃镜提示:食管炎(A 级);慢性胃炎(胃窦糜烂型)。2021 年 8 月 21 日本院 MRI 提示:胰体尾部恶性肿瘤(神经内分泌肿瘤)机会大,累及邻近脾动静脉、肠系膜上静脉与门脉汇合处,肝内弥漫多发转移灶,肝门部淋巴结肿大。2021 年 9 月 7 日综合分析本院 ^{18}F - FDG PET/MR、^{68}Ga - DOTA - TATE PET/CT 和 ^{68}Ga - TATE PET/MR 图像:胰体尾神经内分泌肿瘤侵犯毗邻脾血管伴肝脏多发转移,生长抑素受体(somatostatin receptor,SSTR)表达阳性;肝门区淋巴结炎可能,转移不除外。2021 年 9 月 3 日肝脏穿刺活检提示上皮细胞恶性肿瘤,结合免疫组化结果,符合神经内分泌肿瘤表现(NET G3)。患者 2021 年 9 月 15 日开始行醋酸奥曲肽微球治疗,2021 年 9 月 22 日开始姑息一线第 1 周期醋酸奥曲肽微球联合 EP 方案(依托泊苷和顺铂)治疗。患者化疗后出现转氨酶升高,故停用上述化疗方案。于 2021 年 10 月 20 日行 TACE 治疗,2021 年 11 月 6 日开始使用索凡替尼 200 mg qd 至今。患者近 1 个月来出现反复胸闷不适,复查 UCG 提示 LVEF 降低,现为进一步评估至肿瘤心脏病 MDT 门诊就诊。

既往病史:患者既往体检血压 150/90 mmHg,2021 年 8 月就诊时最高血压为 174/118 mmHg,口服卡维地洛后血压血压控制在 140/100 mmHg,2021 年 10 月 6 日开始口服沙库巴曲缬沙坦+托拉塞米+卡维地洛,血压控制在 120/80 mmHg 左右,开始服用索凡替尼后血压持续上升,平均上升至 135/95 mmHg。

专科查体:心率:70 次/分,律齐,未闻及明显异常心音及心脏杂音,双下肢无明显水肿。

辅助检查:

UCG(2021-8-9):静息状态下未见异常,LVEF:62%。

心肌标志物(2021-8-10):cTnT:0.012 ng/ml;NT-proBNP:879.3 pg/ml。

随机尿样本（2021 - 10 - 13）：香草扁桃酸（VMA）：4.9 mg/gCr；高香草酸（HVA）：5.2 mg/gCr；5 -羟吲哚乙酸（5 - HIAA）：354.4 mg/gCr；肌酐（Cre）：1.06 g/L。

血清样本（2021 - 10 - 13）：人嗜铬粒蛋白 A：＞800 ng/ml。

UCG（2021 - 10 - 18）：静息状态下未见异常，LVEF：61%。

心肌标志物（2021 - 11 - 9）：cTnT：0.020 ng/ml；NT - proBNP：2 721.0 pg/ml。

UCG（2021 - 11 - 18）：左心房、心室增大伴左心室整体收缩活动减弱，LVEF：43%；极少量心包积液。

肿瘤内科医生说

该患者胰腺原发神经内分泌肿瘤（NET G3）病理诊断明确，临床分期为Ⅳ期（肝转移）。该患者病程中出现水样腹泻等类癌综合征相关症状，临床判断为功能性神经内分泌肿瘤。神经内分泌肿瘤本质是一组起源于弥散神经内分泌系统的异质性肿瘤，具有神经内分泌的形态学特征和激素表型，并表达神经内分泌的通用标志物。胰腺神经内分泌肿瘤能产生 5 -羟色胺代谢产物或多肽激素，如胰高血糖素、胰岛素、胃泌素或促肾上腺皮质激素等。该患者尿液检查儿茶酚胺代谢产物 VMA 及 HVA 在正常范围，5 -HIAA 明显升高，更佐证功能性神经内分泌肿瘤的诊断。生长抑素类似物功能性 NETs 标准的一线治疗，可改善 70%～80%患者潮红和腹泻的症状。而 TACE 等局部治疗手段可用于控制肝转移灶,有效减轻肿瘤负荷,减少激素分泌,从而改善患者的生活质量。SANET‐ep 研究证实相对于安慰剂,索凡替尼组能显著延长患者的中位 PFS,是对照组的 2.4 倍(9.2 个月 *vs* 3.8 个月),显著降低疾病进展及死亡风险 67%。该例患者目前醋酸奥曲肽微球联合索凡替尼及 TACE 治疗均为推荐抗肿瘤治疗策略,治疗期间近期 1 个月内出现明显 LVEF 下降,需鉴别是否为肿瘤本身、药物或者合并心脏病所致,需进一步完善相关检查明确。

心内科医生说

　　患者在抗肿瘤治疗中出现 LVEF 下降,目前主要考虑可能的原因是类癌综合征累及心血管系统、索凡替尼靶向药物心脏毒性,或者患者自身合并心血管疾病。类癌性心脏病在心内科临床中不常见,但可发生在 50% 类癌综合征患者中,与血管活性物质释放有关,除非存在右向左分流,一般累及右心瓣膜。典型 UCG 表现包括三尖瓣瓣叶固定、增厚且回缩,并伴三尖瓣关闭不全。患者目前 UCG 表现不支持。索凡替尼为血管内皮细胞生长因子受体(vascular endothelial growth factor receptor,VEGFR)和成纤维细胞生长因子受体(fibroblast growth factor receptor,FGFR)的小分子抑制剂,可引起高血压、动静脉血栓等不良反应,对于冠状动脉血栓事件有潜在风险。如发生急性冠状动脉综合征,可以因血管闭塞短期造成心肌细胞大量丢失,引起心力衰竭。此外患者原有高血压,是冠心病的危险因素,不能排除原先存在冠状动脉病变,在此基础上因使用靶向药物进一步诱发冠状动脉事件发生,最终导致心力衰竭,有条件应进行冠状动脉 CT 检查。患者目前情况,心功能差,LVEF 低下,治疗上建议给予 ARNI 和卡维地洛滴定至最大剂量,积极控制心室率。

肿瘤心脏病学真实世界病例索骥

临床药师说

索凡替尼是靶向抑制血管内皮生长因子受体和成纤维细胞生长因子受体激酶从而达到抑制肿瘤血管生成目的活性口服小分子靶向药物,对神经内分泌肿瘤具有较好的疗效。临床研究中主要心血管不良事件包括高血压、室上性心动过速、窦性心动过缓、ECG ST-T段改变等,未见心功能不全报道。根据诺氏药物不良反应评估量表评估本例患者心功能不全得分为2分,可能和索凡替尼相关。建议先排除药物性高血压继发、冠心病等基础疾病、肿瘤累及心脏导致心功能不全的可能性。

临床诊疗经过

该患者予以沙库巴曲缬沙坦加量至150 mg bid,加用伊伐布雷定2.5 mg qd口服,同时完善冠状动脉CTA检查,评估有无冠状动脉缺血。冠状动脉CTA(2021-12-06):冠状动脉三支散在少许混合斑块伴轻度狭窄(狭窄均＜50%)。患者2021年12月2日开始予以STEM方案(替莫唑胺和替吉奥)联合索凡替尼姑息化疗:替莫唑胺150 mg d14～d18+替吉奥60 mg bid d1～d14+索凡替尼200 mg qd q3w。治疗后复查,SSTR PET/MR全身显像(2021-12-29):胰腺病灶较前糖代谢明显减低;肝脏多发转移病灶较前糖代谢明显减低。患者疾病控制良好,继续目前方案化疗。

病例亮点及难点

本例患者抗肿瘤治疗基线UCG检查正常,在抗肿瘤治疗中发现LVEF下降,为临床医生排查病因提供了有效的证据。本例患者LVEF下降寻因之路宜行排除法,冠状动脉检查未见缺血性心脏病证据,故而LVEF下降可能原因是类癌综合征累及心血管系统及索凡替尼靶向药物心脏毒性。但索凡替尼临床研究中主要心血管不良事件包括高血压、室上性心动过速、窦性心动过缓、ECG ST－T 段改变等，未见心功能不全报道。根据诺氏药物不良反应评估量表评估本例患者心功能不全得分为 2 分，可能和索凡替尼相关。类癌性心脏病在心内科临床中不常见，但可发生在50%类癌综合征患者中，与血管活性物质释放有关，本病例中应作首要考虑。

（许宇辰）

第四章

肿瘤合并冠心病

30 冠状动脉三支病变与胃癌，治疗矛盾如何解

病历摘要

患者,男,76 岁。

主诉:确诊胃恶性肿瘤 1 年余。

现病史:患者 2020 年 1 月无明显诱因出现头晕伴心悸,至外院就诊,查血红蛋白:60 g/L,行胃镜检查提示贲门占位,具体不详。患者 2020 年 2 月 10 日至我院查腹腔、盆腔平扫+增强 CT:胃底贲门恶性肿瘤,伴周围及肝胃间隙小淋巴结。PET/CT(2020 - 2 - 18):结合病史,提示为胃底贲门处恶性肿瘤。胃镜(2020 - 2 - 21):胃底贲门恶性肿瘤累及齿状线。胃镜病理:(贲门)腺癌,Ⅱ级,Lauren 分型肠型。免疫组化:*HER2*(3+);FISH 检测结果:*HER2* 基因阳性。腹主动脉 CTA(2020 - 2 - 18)

示:腹主动脉下段瘤样扩张;主动脉粥样硬化伴溃疡形成。患者冠状动脉 CTA(2020－2－28)示:冠状动脉三支病变伴管腔多发中重度狭窄。患者于 2020 年 3 月 5 日行"介入胃左动脉化疗栓塞"治疗,2020 年 3 月 25 日开始姑息一线第 1～10 周期曲妥珠单抗联合 IP 方案(伊立替康和顺铂)化疗;曲妥珠单抗 440 mg d1＋伊立替康 100 mg d1、d8＋顺铂 50 mg d1、d8,每 3 周一次。患者治疗期间疗效评估为疾病稳定,化疗后出现 2 级乏力和 3 级腹泻。现为求进一步诊治,患者再次于我院住院治疗。

既往病史: 高血压病史 20 余年,长期服用厄贝沙坦及氨氯地平;糖尿病史 30 余年,服用二甲双胍,生物合成人胰岛素 30R 皮下注射晨 24 U、晚 22 U;高脂血症 20 余年,服用瑞舒伐他汀;2011 年曾行颈动脉内膜剥脱术,术后服用阿司匹林,现停药;2020 年行介入胃左动脉化疗栓塞。2020 年 1 月曾输红细胞 800 ml,无输血反应。否认肝炎、结核等传染病史。否认外伤史。否认食物过敏史。

专科查体: T:36.7℃,P:85 次/分,R:20 次/分,BP:124/67 mmHg。神清,无贫血貌,一般情况可。双肺呼吸音低,未及干、湿啰音。心率 85 次/分,律齐,未及明显杂音。腹软,无压痛及反跳痛,肝、脾肋下未及。双下肢无明显水肿。

辅助检查:

血常规(2020－5－10):红细胞计数:3.05×10^{12}/L;血红蛋白:86 g/L;红细胞压积:27.4%。

心肌标志物(2020－5－10):cTnT:0.018 ng/ml;肌

红蛋白：25.1 ng/ml；NT‑proBNP：137.0 pg/ml；低密度脂蛋白（low-density lipoprotein，LDL）：1.42 mmol/L。

　　UCG（2020‑5‑10）：左心房增大；二尖瓣后叶瓣环钙化；主动脉瓣钙化；LVEF：60%。

　　ECG（2020‑5‑10）：窦性心律；偶发室性早搏；V1～V3 导联 R 波小，无递增，请结合临床；ST 段改变（ST 段在 Ⅰ、aVL、V5、V6 导联呈水平型压低 0.5～1.0 mm）；T 波改变（T 波在 Ⅰ、aVL、V4～V6 导联低直立、低平、双相）（图 30‑1）。

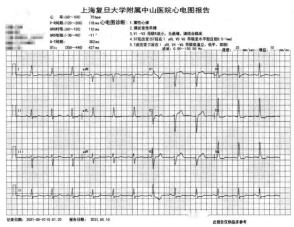

图 30‑1　患者 ECG

肿瘤内科医生说

　　该患者为局部晚期胃癌，有根治性手术可能，但患者 CTA 提示:冠状动脉三支病变伴管腔多发中重度狭窄,考虑存在围手术期急性冠脉综合征发生风险,故予以系统抗肿瘤治疗。患者 HER2 表达阳性,一线选择抗 HER2 靶向药物,为避免氟尿嘧啶类药物、紫杉类药物心脏不良反应,一线化疗方案选择 IP(伊立替康 + 顺铂)方案。患者治疗至今已 1 年余,需要完善全身影像学检查评估目前肿瘤控制情况,同时完善胃镜及病理活检,明确目前胃癌 HER2 基因状况。

心内科医生说

患者冠状动脉 CTA 明确有冠状动脉>50%狭窄,应结合患者症状评估是否需要进一步行冠状动脉造影,以明确是否需要再血管化治疗。无论是否接受再血管化治疗,均应接受抗血小板、他汀等药物治疗。如患者为稳定型心绞痛,化疗无绝对禁忌,药物选择时应尽量避免使用加重心肌缺血的药物,同时注意补液量及补液速度。

临床药师说

患者高脂血症病史多年,经冠状动脉 CTA 检查提示存在较严重的三支病变,需评估患者现状考虑行 PCI 或药物治疗。考虑到氟尿嘧啶类药物可能导致血管痉挛,建议避免使用该类药物,雷替曲塞可作为替代治疗药物,但目前该药仅获批结直肠癌适应证,用于胃癌患者为超说明书用药。同时紫杉类、铂类也可能导致内皮损伤,使用时需谨慎。鉴于患者目前心功能正常(LVEF:63%),使用曲妥珠单抗导致心功能不全的风险较低。

临床诊疗经过

胃镜检查(2021 - 5 - 11):贲门恶性肿瘤化疗后,食管中上段黏膜正常，贲门后壁小弯紧贴齿状线可及黏膜粗糙水肿，对比既往报告，溃疡明显较前愈合。

腹盆腔平扫＋增强 CT(2020‑5‑13)：贲门恶性肿瘤化疗后，较前(2020‑3‑24)片改善；肝内小钙化，胆囊结石；前列腺增生。

冠状动脉 CTA(2020‑5‑13)：冠状动脉多发斑块形成，左冠状动脉主干、左前降支、右冠状动脉局部管腔狭窄最重程度＞50%，建议数字减影血管造影(digital subtraction angiography，DSA)检查(图 30‑2)。

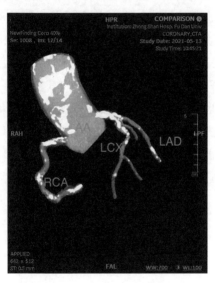

图 30‑2 患者冠状动脉 CTA
注：AA，升主动脉；LAD，左前降支；LCX，左回旋支；RCA，右冠状动脉。

患者进一步完善检查，腹腔、盆腔增强 CT 及胃镜均提示贲门恶性肿瘤治疗后，较前改善。冠状动脉 CTA 见冠状动脉多发斑块形成，左冠状动脉主干、左前降支、右冠状动脉局部管腔狭窄最大程度＞50%。UCG 提示左心房增大，LVEF：63%。胃腺癌治疗后明显好转，但患者化疗后出现乏力、贫血、严重腹泻等不适。与患者及家属充分沟通后决定进一步行曲妥珠单抗单药维持治疗。

病例亮点及难点

该患者初始诊断为 *HER2* 阳性局部晚期胃癌伴原发病灶出血,同时合并冠状动脉三支病变伴管腔多发中重度狭窄。该患者抗肿瘤治疗和冠心病治疗存在治疗矛盾。无论该患者是否接受再血管化治疗,均应接受抗血小板、他汀等药物治疗,而抗血小板药物会导致胃癌原发病灶出血加重;抗肿瘤治疗药物,如氟尿嘧啶类及紫杉类药物也可能导致血管内皮损伤,加重冠状动脉狭窄风险。该患者为局部晚期胃癌,无远处转移,有潜在手术机会,但考虑该患者冠状动脉三支病变严重,发生围手术期急性冠脉综合征可能性较大,暂不考虑手术治疗。

在充分考虑权衡利弊后,该患者一线选择抗 *HER2* 药物曲妥珠单抗联合伊立替康和顺铂,同时密切随访 ECG、UCG 及心肌标志物变化。目前治疗 13 个月,疾病控制稳定,未出现心血管不良事件,但目前化疗药物耐受不良,故调整为曲妥珠单抗维持治疗。

(廖 甜)

31 当肠癌遇到冠心病

病历摘要

患者,男,72岁。

主诉:下腹痛1年,发现乙状结肠占位3周。

现病史:患者2019年起无明显诱因出现下腹痛,大便习惯和性状无改变,无便血及黏液便,大便次数1～2次/天。近3周出现大便带血,3～4次/天。2020年7月13日于外院行肠镜检查示:距肛缘18 cm可见一新生物,肠腔狭窄,内镜无法通过。病理活检:黏膜慢性炎性反应。2020年7月20日至外院查胸腹部CT,结果示:肝右后叶强化灶,转移不除外。两肺慢性支气管炎,肺气肿及肺大泡,右肺上叶团片状实变。2020年8月4日至我院查PET/CT,结果示:①考虑为乙状结肠恶性肿瘤伴周围淋巴结转移可能;②右肺上叶、双侧胸膜、胸内及右侧锁骨区淋巴结感染性病变可能,不除外右肺上叶来源恶性肿瘤(图31-1)。

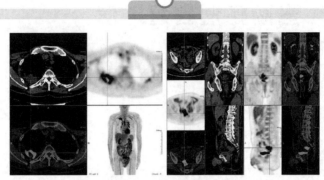

图 31-1　患者 PET/CT

既往病史：否认高血压、糖尿病等病史。有重度慢性阻塞性肺病病史，平素予以沙美特罗替卡松吸入治疗。2020 年 7 月 23 日外院冠状动脉 CTA 示左前降支重度狭窄，现已停抗血小板药物。否认传染病史、手术史、外伤史及重要药物应用史。有吸烟史 50 年，2 包/天，已戒 4 年；饮酒史 40 年，红酒 5 瓶/天。

专科查体：T：36.2℃，P：94 次/分，R：19 次/分，BP：135/93 mmHg。神清，对答略显气促，右上肺呼吸音低，心率 94 次/分，律齐，腹部平软，无压痛及反跳痛，肝、脾未触及肿大，肠鸣音正常。

辅助检查：实验室检查：粪隐血（＋），余各项化验检查未见明显异常。

肿瘤内科医生说

患者有腹痛及大便带血临床表现，外院肠镜可见乙状结肠新生物，病理结果未能取得。

患者临床表现、影像学及肠镜描述提示左半结肠癌可能大,但目前缺乏明确病理诊断,建议再次完善肠镜取得病理,同时行基因检测明确分子分型。

患者右上肺占位,影像学提示感染、原发性肺癌或转移性肺癌均有可能,建议完善肺穿刺活检明确诊断。

患者目前存在左前降支重度狭窄,待病理明确后需考虑是否行 PCI 治疗或抗血小板治疗。

心内科医生说

患者有冠心病史,外院冠状动脉 CTA 提示左前降支重度狭窄,阅片见冠状动脉钙化。有重度慢性阻塞性肺病,活动量大时,偶有胸闷、胸痛。粪隐血(+)。

患者目前冠状动脉病变症状相对稳定,粪隐血持续(+),考虑 PCI 术后双抗可加重出血,暂时存在禁忌情况,冠状动脉病变建议药物保守治疗。治疗上加用他汀类药物稳定斑块。患者有慢性阻塞性肺病病史,暂不考虑加用 β 受体阻滞剂治疗,可完善肺功能检查。待完善病理活检诊断后,可加用氯吡格雷 50 mg qd,仍需注意观察出血情况。完善 ECG、UCG 等检查。

临床药师说

患者外院冠状动脉 CTA 提示左前降支重度狭窄,目前考虑为结肠癌可能性大。化疗方案选择上注意避免使用导致心脏缺血事件加重的药物,如氟尿嘧啶类及抗血管类靶向药物。用药期间注意观察有无冠状动脉痉挛缺血表现。

临床诊疗经过

根据以上综合会诊意见,患者继续完善相应检查。

UCG:左室多壁段收缩活动异常,左心室射血分数 LVEF:47%。

ECG:窦性心律;T波改变(T波在Ⅱ、Ⅲ、aVF导联低平)。

肺功能:混合性通气障碍,重度,以阻塞为主。一氧化碳弥散量重度降低。

肺穿刺病理:(经皮 CT 引导下右上肺肿块穿刺活检)低分化癌,伴大片坏死,结合免疫组化结果,倾向转移性肠腺癌。

肠镜检查:肠镜插入至距肛缘 18 cm 处,可见一环周新生物,管腔严重狭窄,无法继续进镜,触之易出血,表面无明显溃疡,予以病理活检(图 31-2)。

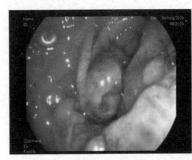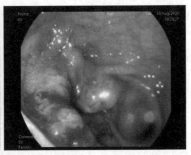

图 31-2　患者肠镜影像

肠镜病理:(距肛缘 18 cm)腺癌,分化Ⅱ级。

患者病理诊断明确为肠癌肺转移后,于 2020 年 8 月 13 日行姑息一线化疗,第 1 周期予雷替曲塞 + 奥沙利铂治疗,用药期间顺利,未出现冠状动脉痉挛事件,同时加用氯吡格雷 50 mg qd 及阿托伐他汀,予以随访。

病例亮点及难点

肠癌合并冠心病的心脏处理原则:该患者原发病灶有出血,

便中带血且粪隐血(+),但病程中血红蛋白稳定,维持在正常水平,考虑出血量不大。考虑到 PCI 术后双抗可加重出血,暂时存在手术相对禁忌证,建议使用冠状动脉病变药物保守治疗。抗栓治疗方案先选择小剂量 50 mg 氯吡格雷单药口服起始,兼顾冠心病治疗效果和出血安全性,后根据服药反应调整抗栓药物治疗方案。

肠癌合并冠心病的肿瘤处理原则:患者冠状动脉 CTA 提示左前降支重度狭窄且目前无法行 PCI,抗肿瘤治疗中存在急性冠脉综合征发生风险。故该患者药物选择尽量避免氟尿嘧啶类以及抗血管类靶向药物,避免冠状动脉痉挛及心脏缺血事件发生。该患者化疗药物选择心脏不良反应发生率较低的雷替曲塞联合奥沙利铂,兼顾肿瘤治疗效果和心脏缺血事件安全性。

(王　妍)

32　胃癌治疗后心肌梗死的原因

病历摘要

患者,男,75 岁。

主诉:确诊胃恶性肿瘤 3 个月余,心肌梗死 1 个月。

现病史:患者于 2020 年 12 月确诊贲门癌伴淋巴结转移,肝内多发转移瘤。胃镜病理:(贲门)混合性腺-神经内分泌癌(各成分均 50% 左右,均分化较差)。免疫组化:*HER2*(100% + + +)。FISH 检测:*HER2* 基因阳性。患者 2020 年 12 月 22 日开始行姑息一线第 1 周期特瑞普利单抗 + 曲妥珠单抗 + IP 方案(伊立替康和顺铂)化疗:特瑞普利单抗 240 mg d1 + 曲妥珠单抗 440 mg d1 + 伊立替康 100 mg d1、d15 + 顺铂 50 mg d1、d15,每 4 周一次。患者 2021 年 2 月 23 日使用伊立替康过程中突发心前区疼痛,至急诊就诊,ECG 提示:急性下壁心肌梗死,急性右心室心肌梗死(图 32 - 1)。cTnT:20.808 ng/ml。2021 年 2 月 23 日行急诊冠状动脉造影:左主干未见狭窄,前降支中段狭窄 90%,第一对角支未见狭窄,左回旋支未见狭窄,第一钝缘支未见狭窄,右冠状动脉近段狭窄 100%。送入血栓抽吸导管至右冠状动脉,抽出白色血栓多枚,于病变处植入支架 2 枚。患者于 2021 年 3 月 20 日再次行介入治疗,于前降支行球囊扩张成形术和支架植入术,术后予规范双联抗血小板、他汀类药物降脂、利尿、氨氯地平降血压等治疗。2021 年 3 月 25 日复查上腹部 MRI 为肝脏多发转移瘤,部分病灶较前(2020 - 12 - 17)有所缩小、部分有所增大,肝胃间隙淋巴结转移较前缩小。

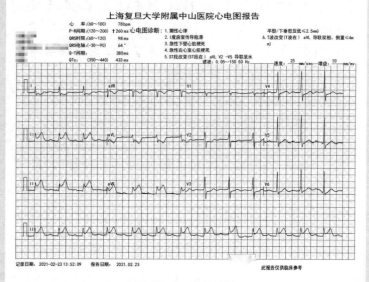

图 32 - 1 患者 ECG

既往病史:高血压病史 10 年余,使用氨氯地平 5 mg

qd 控制。否认心脏病、糖尿病等病史。否认肝炎、结核等传染病史。否认手术史及外伤史。否认烟酒史。

专科查体：BP：124/67 mmHg，神清，气平，精神尚可，营养中等。全身皮肤无黄染，全身浅表淋巴结无肿大，双肺呼吸音清，未及干、湿啰音。心界不大，心率 70 次/分，律齐，无杂音，腹部平软，无压痛及反跳痛，肝、脾肋下未及，肝、肾区无叩击痛，肠鸣音 4 次/分，移动性浊音（-），双下肢不肿。

辅助检查：

UCG（2020 - 12 - 21）：中度主动脉瓣反流；LVEF：63%。

UCG（2021 - 2 - 24）：左室多壁段收缩活动异常，LVEF：49%；中度主动脉瓣反流。

心肌标志物（2021 - 3 - 25）：cTnT：0.014 ng/mL；NT - proBNP：1 453.0 pg/mL。

上腹部平扫＋增强 MRI（2021 - 3 - 25）：贲门小弯侧恶性肿瘤病例，肝脏多发转移瘤，部分病灶较前（2020 - 12 - 17）有所缩小、部分有所增大，肝胃间隙淋巴结转移较前稍缩小，随访；左肾小囊肿。

UCG（2021 - 3 - 25）：左室多壁段收缩活动异常，LVEF：49%；中度主动脉瓣反流。

肿瘤内科医生说

该患者贲门混合性腺-神经内分泌癌（各占 50%）诊断明确，

同时合并肝脏多发转移。目前该患者无根治机会,考虑以姑息治疗为主。为兼顾两种不同肿瘤类型,同时考虑患者 HER2 基因扩增,临床选择免疫检查点抑制剂联合曲妥珠单抗及 IP 方案化疗。患者 3 周期后总体疗效评估为疾病稳定。但该患者抗肿瘤治疗期间出现急性心肌梗死,造影可见右冠状动脉近段狭窄 100%,前降支中段狭窄 90%,予以球囊扩张及支架植入术。若患者心脏血运重建后心功能改善,目前肿瘤控制稳定,可考虑原 IP 方案继续化疗。但患者急性心肌梗死后出现 LVEF 降低,是否恢复曲妥珠单抗使用可根据随访 UCG 再定,可复查胃镜及胃镜病理明确目前 HER2 状态。考虑免疫治疗有免疫性心肌炎风险,是否恢复免疫治疗需谨慎。

心内科医生说

患者急性心肌梗死诊断明确,经过急诊 PCI 处理血管右冠状动脉和择期处理前降支,达到完全再血管化。心肌梗死原因上主要考虑原有冠状动脉斑块破裂急性血栓形成。顺铂和伊立替康有罕见引起冠状动脉缺血的报道,后续用药过程中需密切关注心电监护,告知相关风险。由于心肌梗死后心功能受到较大打击,同意肿瘤科意见,暂缓曲妥珠单抗的使用,须规范心肌梗死后药物治疗,积极改善心肌重构。值得一提的是 ARNI 药物沙库巴曲缬沙坦在临床试验中对这类患者疗效显著。患者病情迫切需要抗肿瘤治疗,故建议尽早采用,以期尽早恢复心功能,为抗肿瘤药物的更多选择提供支持。

临床药师说

患者心血管事件主要表现为急性心肌梗死和亚急性心功能不全。患者 PCI 术中抽吸所得血栓多为白色血栓,且长期高血压病史,考虑为既往动脉粥样硬化斑块破裂所致,与抗肿瘤治疗方案相关性较小。胃癌和胰腺癌是肿瘤患者血栓极高危因素,但通常肿瘤相关血栓为静脉血栓,与动脉血栓形成机制不同,考虑与原发肿瘤相关性亦较小。综合认为急性心肌梗死与患者未经筛查的既往冠状动脉病变相关性较大。

根据诺氏药物不良反应评估量表评估,本例患者亚急性心功能不全与曲妥珠单抗和特瑞普利单抗两种药物的得分均为 4 分,心功能不全可能与两者有关。LVEF 下降是曲妥珠单抗典型不良反应,但与免疫检查点抑制剂合用使不良反应相关性判断难度陡增,尽管 LVEF 下降不是免疫相关性心肌炎特异性表现,但仍有相当比例患者伴有该表现,甚至出现严重左心室收缩功能异常。鉴于该患者目前肿瘤暂时稳定,可考虑停用其中一种药物来帮助进行鉴别诊断。

临床诊疗经过

该患者后续完善胃镜检查(2021-4-15):贲门口可见隆起病灶,表面溃疡。但患者由于 PCI 术后双联抗血小板药抑口服,未能行病理活检。患者进一步完善外周血液循环肿瘤 DNA (circulating tumor DNA, ctDNA)检测:*HER2* 扩增阴性;肿瘤突变负荷(tumor mutation burden,TMB)血浆:7.88 个突变/Mb (高),分位值:81.53%。考虑患者 *HER2* 转阴性,TMB 高,停用曲妥珠单抗,恢复免疫检查点抑制剂联合 IP 化疗方案。该患者目前肿瘤控制稳定,LVEF 稳定于 50% 左右。

病例亮点及难点

该患者在贲门癌抗肿瘤治疗的过程中发生心肌梗死,需要首先评估心肌梗死与原发肿瘤及抗肿瘤治疗是否存在相关性。肿瘤患者常合并血液高凝和血栓形成风险,根据 Khorana 风险评估量表,肿瘤相关静脉血栓栓塞症(venous thrombus embolism,VTE)与以下因素相关:极高危的原发癌症类型,如胃癌、胰腺癌、脑癌;治疗前血小板计数$\geqslant 350 \times 10^9/L$;血红蛋白水平$< 100\,g/L$ 或者正在采用一种红细胞生长因子治疗;治疗前白细胞计数$> 11 \times 10^9/L$;体重指数$\geqslant 35\,kg/m^2$。但是该患者是冠状动脉血栓,形成机制可能与静脉血栓有差异。该患者使用的化疗药物(顺铂和伊立替康)有罕见引起冠状动脉缺血的报道,曲妥珠单抗与心功能不全射血分数下降有关,但无导致冠状动脉斑块破裂急性血栓形成的报道。免疫检查点抑制剂的使用可能会出现免疫相关性心肌炎,但与心肌梗死的关系尚未可知。目前该患者恢复免疫检查点抑制剂联合 IP 方案化疗,同时心肌梗死 PCI 术后规范双联抗血小板、他汀类药物降脂、利尿等治疗,继续随访。

（陈　洁）

33 心肌梗死后可以抗肿瘤治疗吗

病 历 摘 要

患者,男,75岁。

主诉:确诊右肺低分化腺癌1个月。

现病史:患者2021年3月22日因在外院行CT体检发现肺部占位,为明确诊断至肿瘤专科医院就诊。患者2021年3月27日胸部CT提示:右肺上叶占位,考虑恶性肿瘤可能性大;余双肺多发结节,考虑转移;右肺门、纵隔内淋巴结转移;左侧锁骨区强化小淋巴结,转移可能。遂行右肺上叶占位穿刺活检,2021年4月1日病理结果示:低分化非小细胞肺癌,符合低分化腺癌。免疫组化:PD-L1(35%+)。患者既往ECG(2021-3-24)示:窦性心动过速;陈旧性前间壁心肌梗死。为排除抗肿瘤治疗的禁忌证,遂至我院肿瘤心脏病学MDT门诊就诊。

既往病史:患者2019年有脑梗死病史,目前服用氯吡格雷治疗。有糖尿病史,服用二甲双胍治疗,血糖控制好。否认冠心病、高血压等慢性病史。否认肝炎、结核等传染病史。否认外伤史。否认药物、食物过敏史。

专科查体:T:37℃,P:84 次/分,R:18 次/分,BP:120/80 mmHg。神清,无贫血貌,一般情况可。双肺呼吸音低,未及干、湿啰音。心率 84 次/分,律齐,未及明显杂音。腹软,无压痛及反跳痛,肝、脾肋下未及。双下肢无明显水肿。

辅助检查:

ECG(2021－3－24)示:窦性心动过速;陈旧性前间壁心肌梗死。

肿瘤内科医生说

该患者为右肺腺癌伴双肺转移,以姑息治疗为主。该患者需进一步完善肺腺癌驱动基因检测,评估有无靶向治疗机会。若患者驱动基因阴性,结合 PD－L1 检测肿瘤细胞阳性比例分数(tumor proportion score,TPS)约 35%,可考虑免疫联合化疗。但患者既往有糖尿病和心肌梗死、脑梗死病史,需完善 UCG 评估心脏功能,明确有无治疗禁忌证。该患者老年,肿瘤基础上合并慢性疾病,针对合并症需加强一级预防,防止在抗肿瘤治疗过程中出现慢性疾病急性并发症。

心内科医生说

患者有糖尿病高危因素,既往有脑梗死病史,ECG 提示陈旧性心肌梗死,考虑冠心病可能性大。应尽早完善冠状动脉造影或冠状动脉 CTA 检查,检查方式应该根据患者综合情况及合并疾病情况进行选择。与此同时,完善心肌标志物、UCG 检查以评估患者心脏功能是否可耐受抗肿瘤治疗。在冠状动脉疾病情况尚未明确前,除外治疗禁忌,加用抗血小板类、他汀类、减慢心率、ACEI/ARB 等药物。

临床药师说

患者高龄、糖尿病史都是其罹患冠心病的危险因素,既往曾有心肌梗死和脑梗死病史。如该患者存在驱动基因突变,拟行靶向治疗,应选用心脏安全性较高药物。一代、二代 EGFR 抑制剂罕见心脏毒性报道(需注意厄洛替尼联合吉西他滨治疗胰腺癌有心肌梗死/心肌缺血的病例报道),三代 EGFR 抑制剂心脏毒性主要表现为 QT 间期延长,罕见心力衰竭的病例报道。*ALK* 抑制剂心脏毒性亦主要表现为 QT 间期延长和心动过缓。如无驱动基因突变,拟行免疫治疗,冠心病、心肌梗死和脑梗死病史也非绝对禁忌,如能规律服用常规冠心病和糖尿病用药,并进行定期监测的前提下,可以进行抗肿瘤治疗。

临床诊疗经过

尽快完善检查:UCG 和心肌标志物、冠状动脉 CTA。建议使用氯吡格雷 75 mg qd、阿托伐他汀 10 mg qn,密切随访肝肾功能和肌酶。目前暂无抗肿瘤治疗绝对禁忌证。

患者进一步完善 UCG 检查(2021 - 4 - 30):左心室前壁心尖段收缩活动减弱,肺动脉高压,LVEF:65%。

病例亮点及难点

　　随着我国逐步进入老龄化社会,预期寿命延长,高龄人群在合并冠心病、高血压、心律失常等心脏基础疾病的基础上罹患肿瘤成为多发现象。但由于恶性肿瘤诊治水平的提高,肿瘤幸存者的生存时间延长,患者在长期抗肿瘤治疗中发生的心血管不良事件也逐渐增加。对于此类患者,我们需要评估该患者目前心功能能否耐受抗肿瘤治疗,后续抗肿瘤治疗是否会加重心脏不良事件。该患者目前 UCG 结果 LVEF 值尚可,后续无论是驱动基因阳性靶向药物,还是驱动基因阴性免疫联合化疗,均无明确禁忌证。

（廖　甜）

34 膀胱癌与冠心病

病历摘要

患者,男,72 岁。

主诉:膀胱癌 14 年,复发半年,心肌酶异常 1 周。

现病史:患者 2006 年发现膀胱占位,诊断为膀胱恶性肿瘤,行手术及术后膀胱灌注化疗,2008 年停止治疗。患者 2021 年 1 月出现肉眼血尿,外院复查膀胱癌复发,行电切术。2021 年 3 月 26 日起行膀胱卡介苗灌注化疗 6 次 + 免疫治疗药物(临床研究免疫检查点抑制剂)3 次,末次 2021 年 5 月 21 日,拟 2021 年 6 月 18 日行第 4 次治疗前,复查 ECG、心肌酶异常,故前来肿瘤心脏病 MDT 门诊就诊。

既往病史:有高血压病史 2 年,最高 BP:170/90 mmHg,目前控制可;2020 年 7 月体检发现血脂升高,双侧颈动脉斑块;否认心脏病、糖尿病等病史。1995 年诊断"肠癌",行根治手术。吸烟史 50 年,20 支/天。否认结核等传染病史。

专科查体:神清,气平,营养中等。全身皮肤无黄染,无肝掌、蜘蛛痣,全身浅表淋巴结无肿大,头颅无畸形,巩膜无黄染。颈软,气管居中,甲状腺未及肿大。双肺呼吸音清,未及干、湿啰音。心前区无隆起,心界不大,心率82次/分,律齐,无杂音。腹部平软,无压痛及反跳痛,肝、脾肋下未及,肝肾区无叩击痛,肠鸣音不亢进,移动性浊音(一)。双下肢不肿。神经系统检查(一)。

辅助检查:

超声(2021-1-5):双下肢动脉粥样斑块形成(狭窄率<50%),左侧椎动脉阻力指数增高。

膀胱镜检查(2021-3-18):尿道、膀胱颈部情况:未见明显异常;膀胱内部情况:膀胱黏膜未见明显新生物。

ECG(2021-5-21):窦性心律;ST段改变(ST段在Ⅰ、aVL导联呈水平型压低0.5 mm);T波改变(T波在V4~V6导联低直立、双相、浅倒置);V1~V3导联异常Q波,ST段抬高0.5~2.0 mm(图34-1)。

UCG(2021-5-21):左心室多壁段收缩活动减弱;左心房增大伴轻度二尖瓣反流。LVEF:50%。

心肌标志物(2021-5-21):cTnT:0.080 ng/ml,CK:308 U/L;CK-MB:21 U/L;CK-MM:287 U/L。

ECG(2021-5-31):窦性心律;T波改变(T波在V4~V6导联低直立、双相、浅倒置);V1~V3导联呈QS型,伴ST段抬高≤2 mm。

心肌标志物(2021-5-31):cTnT:0.056 ng/ml,

CK：14 U/L；CK‑MB：23 U/L；CK‑MM：12 U/L。

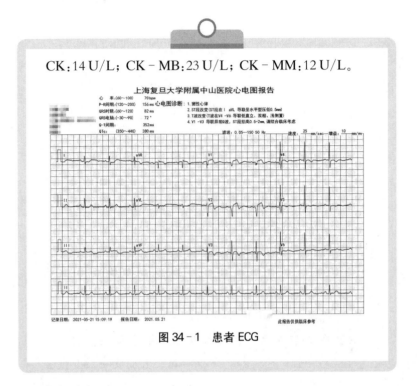

图 34‑1　患者 ECG

肿瘤内科医生说

　　膀胱癌为常见泌尿系统恶性肿瘤，好发年龄 51～70 岁，男性多见。膀胱癌发病因素多与吸烟、接触有毒化学物质相关。无痛性肉眼血尿为最明显特征。膀胱癌的病理类型可分为 3 类：尿路上皮（移动细胞）癌、鳞状细胞癌和腺癌。其中，尿路上皮癌最为常见，占膀胱肿瘤的 90% 以上。早期膀胱癌可通过根治手术治愈。免疫检查点抑制剂则给无根治手术机会膀胱癌患者带来更多延长生存机会。该患者膀胱癌术后参加免疫检查点抑制剂术后辅助治疗临床研究，期间发现心肌标志物升高，结合病史、ECG 和 UCG

检查,考虑心肌标志物升高为急性冠脉综合征而非免疫检查点抑制剂导致心肌炎可能大。该患者有明确吸烟史,吸烟同时为膀胱癌和冠心病高危因素,也可帮助临床鉴别诊断。

心内科医生说

该患者为老年男性,因膀胱恶性肿瘤综合治疗中,近期给予膀胱卡介苗灌注加免疫治疗,监测随访中发现心肌损伤标志物 cTnT 轻度升高,ECG 存在异常 Q 波和 ST 段抬高,UCG 提示左心室多壁段收缩活动减弱。结合该患者年龄、高血压、吸烟史,需要鉴别冠心病与免疫相关性心肌炎。建议患者进一步完善冠状动脉 CTA 检查评估。

临床药师说

卡介苗膀胱灌注不良反应发生率较高,主要为尿频、尿急、尿痛等泌尿系统反应,全身系统性反应如发热、乏力等相对少见。该患者在接受免疫治疗的同时使用卡介苗膀胱灌注值得商榷,是否会增加免疫相关性不良反应发生率仍不明确。结合患者 ECG、UCG、心肌标志物等检查结果,更倾向于考虑与冠状动脉病变相关,而非药物不良反应。

临床诊疗经过

患者进一步完善检查,2021 年 6 月 1 日冠状动脉 CTA:冠状动脉多支多发斑块伴,左前降支近段局部管腔闭塞,余管腔轻中度狭窄(图 34-2)。根据患者冠状动脉 CTA 检查结果,冠心病诊断明确,目前无活动性出血和血小板减少情况,患者膀胱癌根治术后,预期生存时间较长,心内科建议行冠状动脉血运重建治疗。

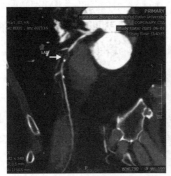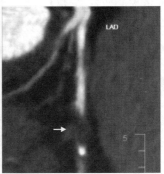

图 34 - 2 患者冠状动脉 CTA

注:箭头示左前降支斑块。

患者 2021 年 6 月 7 日予以冠状动脉造影 + PCI 治疗。冠状动脉造影结果:冠状动脉分布为左冠状动脉优势型,左主干未见狭窄,前降支开口狭窄 50%,近端狭窄 50%,发出第一对角支完全闭塞,第一对角支未见狭窄,左回旋支近端弥漫狭窄 30%~40%,远段狭窄 50%,第一钝缘支粗大,近端弥漫性狭窄 70%,右冠状动脉近端-中段弥漫性病变狭窄,局部狭窄 50%~60%,左室后支未见狭窄,后降支近端狭窄 40%。于前降支病变处植入 Helios (2.75 mm × 38 mm)支架。于钝缘支近段至钝缘支中段行 SeQuent(2.0 mm × 20 mm)药物球囊扩张。患者术后规范抗血小板、稳定斑块治疗,停用抗肿瘤治疗药物,随访可,未见肿瘤复发转移。

病例亮点及难点

该病例为膀胱癌使用免疫检查点抑制剂后出现心肌损伤标志物升高,需要进行 cTnT 升高的鉴别诊断。考虑有免疫检查点抑制剂相关心肌炎可能,但仍需鉴别其他可能导致 cTnT 升高的疾病,如最常见冠心病。临床判断时需要结合患者年龄、吸烟史、相关慢性病史,以及 ECG、UCG 检查等,再进行进一步后续诊疗判断。

（陈　洁）

35 冠心病与抗血管靶向治疗

病 历 摘 要

患者,男,58岁。

主诉:直肠恶性肿瘤及肝转移术后4年。

现病史:患者于2017年6月无明显诱因下出现大便带血,2017年7月2日我院肠镜:距肛门15 cm,见一巨大新生物环周生长,肠腔明显狭窄,无法进镜。病理:(距肛缘15 cm)腺癌,Ⅱ级。腹部CT:直乙交界状结肠恶性肿瘤侵犯肠周脂肪伴多发肿大淋巴结;肝右叶转移可能大。2017年7月6日行直肠癌根治术,术后病理:(直肠)溃疡型腺癌,分化Ⅱ级,癌组织浸润肠壁浆膜下层,神经束见癌侵犯;两切缘及环周切缘未见癌累及;淋巴结见癌转移(1/16)。基因检测 *KRAS*、*NRAS*、*Braf* 基因野生型。术后行FOLFOX方案(奥沙利铂、亚叶酸钙和5-氟尿嘧啶)辅助化疗6周期,后服用卡培他滨至2017年12月。患者2017

202

年12月2日复查腹部 MRI 示肝转移灶进展,2017年12月8日行特殊肝段切除术,术后病理:腺癌(4灶),分化Ⅱ~Ⅲ级,伴坏死,符合肠腺癌肝转移,*KRAS*、*NRAS*、*Braf* 基因野生型。后口服卡培他滨至2018年6月。2018年6月7日上腹部 MRI 发现肝内新发病灶。2018年6月22日 PET/CT:肝脏右后叶下角转移;肝脏膈顶及右后叶上段术后改变,不能除外转移。2018年6月28日起予以姑息二线 FOLFIRI 方案化疗5周期,末次化疗时间为2018年9月7日。2018年9月5日我院复查腹部 MRI:肝 MET 术后,肝右叶下极转移灶较前(2018-6-7)片稍增大,于2018年10月16日行特殊肝段切除术+广泛肠粘连松解术,术后予以卡培他滨单药口服,末次至2019年2月,后因急性心肌梗死停药。患者2019年3月26日复查肝脏增强 MRI 未见肝内复发转移病灶。2019年6月28日复查肝脏增强 MRI:肝右叶下腔静脉旁复发活性灶,累及右侧肾上腺。于2019年7月25日行Ⅶ段特殊肝段切除术+膈肌修补+复杂肠粘连松解术,术后2019年8月23日复查肝脏 MRI 未见肝内复发转移。患者2020年2月22日复查肝脏 MRI 提示肝右叶复发,下腔静脉旁淋巴结肿大,右侧肾上腺转移。2020年3月开始姑息三线伊立替康+西妥昔单抗化疗至2021年3月(2020年10月疗效评估为疾病稳定)。患者2021年5月14日复查 CT 评估病情进展,拟行抗血管治疗来院评估心功能。

既往病史:2019年2月因急性心肌梗死行冠状动脉

造影＋PCI 术：左主干未见狭窄，左前降支中段狭窄 40%，远段未见狭窄，第一对角支开口狭窄 50%；左回旋支细小，近段狭窄 70%；右冠状动脉近段狭窄 40%，中段狭窄 30%，远段狭窄 95% 伴不稳定征象，左室后支细小狭窄 80%～90%，右冠状动脉优势型，于右冠状动脉中段远段植入波科 3.5 mm×38 mm 铂铬合金可降解涂层依维莫司洗脱支架系统。有高血压病史。否认糖尿病史。有乙肝小三阳病史。否认结核等传染病史。吸烟史 60 支/天，共 30 年。

专科查体：BP：140/90 mmHg，神清，气平，精神可。全身皮肤无黄染，无肝掌、蜘蛛痣，全身浅表淋巴结无肿大，头颅无畸形，巩膜无黄染。颈软，气管居中，甲状腺未及肿大。胸廓无畸形，双肺呼吸音清，未及干、湿啰音。心前区无隆起，心界不大，心率 60 次/分，律齐，无杂音。腹部平软，无压痛及反跳痛，肝、脾肋下未及，肝、肾区无叩击痛，双下肢不肿。

辅助检查：

冠状动脉 CTA(2020‑3)：右冠中远段支架通畅。冠脉三支近中段混合斑块伴管腔轻度狭窄(图 35‑1)。

心肌标志物(2021‑6‑8)：cTnT：0.006 ng/ml；NT‑proBNP：71.1 pg/ml；CK‑MB 质量：1.2 ng/ml；肌红蛋白：34.9 ng/ml。

ECG(2021‑6‑9)：窦性心律，陈旧性下壁心肌梗死。

UCG(2021‑6‑16)：左心室多壁段收缩活动异常，左心房增大，室间隔基底段增厚，LVEF：57%。

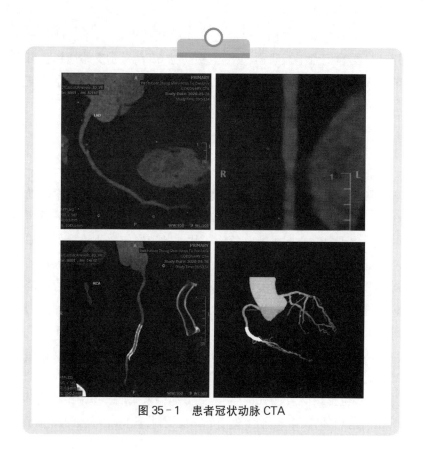

图 35 - 1 患者冠状动脉 CTA

肿瘤内科医生说

该患者肿瘤诊断为晚期直肠腺癌合并肝、淋巴结、肾上腺转移,目前无再次根治性手术机会,既往一线 FOLFOX 方案、二线 FOLFIRI 方案、三线西妥昔单抗联合伊立替康治疗失败,目前拟行四线治疗。该患者多线治疗失败,目前需考虑抗血管治疗。但是,此患者既往存在冠心病病史,口服卡培他滨期间出现过急性心肌梗死,抗血管治疗可能存在心血管不良事件如高血压及急性冠状动脉综合症等。该患者已经行 PCI 处理罪犯血管,术后规范服用他汀类和抗血小板药物,近期冠状动脉 CTA 提示支架通畅。目前并无抗血管治疗绝对禁忌症,可考虑在密切随访、控制心血管高危因素前提下使用抗血管治疗。

心内科医生说

患者因直肠恶性肿瘤肝转移、下腔静脉旁淋巴结肿大、右肾上腺转移已经进行了 4 年的治疗,包括多次手术、FOLFOX 方案辅助化疗、服用卡培他滨、靶向治疗。2019 年 2 月在口服卡培他滨单药治疗时出现急性心肌梗死。急诊冠状动脉造影 + PCI 治疗处理罪犯血管,在右冠状动脉中远段植入支架。2020 年 3 月复查冠状动脉 CTA:右冠状动脉中远段支架通畅。冠状动脉三支近中段混合斑块伴管腔轻度狭窄。目前因肿瘤进展拟给予抗血管靶向治疗,为评估心血管安全性来诊。患者冠心病、陈旧性心肌梗死、PCI 术后规范服用他汀类和抗血小板药物,目前无胸闷、胸痛相关症状,血压、血生化等检查提示心血管危险因素控制较为理想,复查冠状动脉 CTA 也提示支架通畅。生活方式方面仍未戒烟。拟采用的抗血管靶向药物(贝伐珠单抗)多见引起高血压,临床试验报告的发病率为 4%~35%,此外也会增加充血性心力衰竭、血管栓塞的风险。建议患者戒烟,在用药前加强血压的监控,进行健康宣教,告知如出现急性胸痛症状需要采取救治措施包括急诊心血管评估。抗血管靶向药物可以在密切随访、继续规范心血管药物治疗情况下谨慎使用。

临床药师说

患者已经过多线治疗,曾在口服卡培他滨后出现急性心肌梗死,接受 PCI 后恢复良好。患者有高血压病史、急性心肌梗死史、长期吸烟史,均为冠心病相关高危因素。建议规范接受降压、调脂、抗血小板治疗,定期进行血脂检查和冠状动脉 CTA 随访。抗血管靶向治疗后高血压为最常见不良反应,患者每日应监测血压,如控制不佳应强化降压方案,同时定期进行肾功能检查和尿液检查。

临床诊疗经过

患者 2021 年 6 月 23 日开始尝试呋喹替尼 3 mg 口服,期间无特殊不适。

UCG(2021‑8‑24):左心室多壁段收缩活动异常,左心房增大,室间隔基底段增厚,LVEF:57%。

复查胸腔、腹腔、盆腔 CT(2021‑9‑16):评估疾病稳定。

病例亮点及难点

目前临床常见抗血管药物包括针对血管内皮生长因子(vascular endothelial growth factor,VEGF)的贝伐珠单抗、阿柏西普;以及针对 VEGFR 的索拉菲尼、舒尼替尼、瑞戈非尼、培唑帕尼、乐伐替尼、卡博替尼、阿帕替尼、安罗替尼、呋喹替尼、阿昔替尼、雷莫芦单抗。抗血管生成药物相关的血管不良事件包括出血事件和血栓栓塞事件。出血原因包括打破抗凝平衡、血管内皮不能自主更新修复、血小板功能受到抑制。血栓原因包括内皮细胞凋亡、促凝物质暴露等。因此,对于本身有冠心病病史,既往发生过心肌梗死的患者,抗血管治疗可能会加重急性冠脉综合征发生风险。该患者多线治疗失败,目前除抗血管治疗并无其他更佳治疗方法。同时,该患者已经行 PCI 治疗处理罪犯血管,术后规范服用他汀类和抗血小板药物,近期冠状动脉 CTA 提示支架通畅,可在密切监测下谨慎予以抗血管治疗。

(施根灵)

36 经皮冠脉介入术后能化疗吗

病历摘要

患者,男,66岁。

主诉:确诊肺恶性肿瘤1周余。

现病史:患者2021年4月体检发现右肺占位,至我院就诊。PET/CT(2021-6-9):右肺上叶前段周围型恶性肿瘤侵及邻近胸膜、伴第7颈椎及第7~9胸椎转移可能,第8胸椎水平脊髓受压,请结合临床。患者2021年6月18日完善肺穿刺活检,术后病理:(右上肺结节穿刺活检)低分化癌,结合免疫组化结果符合低分化鳞状细胞癌。患者有冠心病病史,既往行冠脉支架植入术,为进一步评估抗肿瘤治疗心脏风险,至我院肿瘤心脏病MDT门诊就诊。

既往病史:患者有冠心病史5年,PCI术后3年,长期服用阿司匹林和美托洛尔;有糖尿病史15年,长期服用阿

卡波糖和达格列净;有高血压病史10余年,长期服用缬
沙坦。

专科查体:BP:125/72 mmHg,神清,气平,营养中等。
颈软,气管居中,甲状腺未及肿大。双肺呼吸音清,未及
干、湿啰音。心前区无隆起,心界不大,心率78次/分,律
齐,无杂音。腹部平软,无压痛及反跳痛,肝、脾肋下未及,
肝、肾区无叩击痛,肠鸣音不亢进,移动性浊音(-)。双下
肢不肿。神经系统检查(-)。

辅助检查:

心肌标志物(2021-6-17):cTnT:0.007 ng/ml;
CK-MB质量:1.5 ng/ml;肌红蛋白:21.2 ng/ml;NT-
proBNP:71.3 pg/ml。

ECG(2021-6-17):窦性心律;偶发房性早搏;不完
全性右束支传导阻滞。

UCG(2021-6-16):静息状态下未见异常,
LVEF:65%。

冠状动脉CTA(2021-6-10):PCI术后,支架通畅。
冠状动脉多支多发斑块伴管腔轻度-中度狭窄。左前降支
中段表浅心肌桥。升主动脉及左主干条状致密影,请结合
临床(图36-1)。

PET/CT(2021-6-9):右肺上叶前段周围型恶性肿
瘤侵及邻近胸膜、伴第7颈椎及第7~9胸椎转移可能,第
8胸椎水平脊髓受压,请结合临床;两肺上叶小结节,请随
诊;两肺慢性炎症;右侧肾上腺良性病变可能;前列腺
增生。

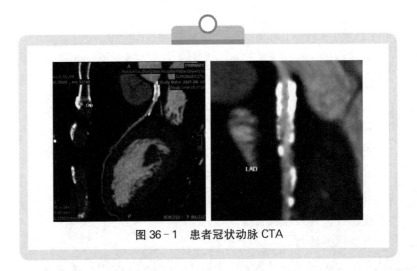

图 36-1　患者冠状动脉 CTA

肿瘤内科医生说

　　该患者肿瘤诊断为肺鳞癌骨转移，目前无根治机会，以姑息治疗为主，延长生存。肺鳞癌驱动基因阳性概率较低，抗肿瘤治疗基本以化疗和/或免疫治疗为主。一线化疗方案包括含铂两药化疗方案。可建议患者完善 PD-L1 表达检测，但即使 PD-L1 表达阴性的非小细胞肺癌，一线治疗也可选择免疫 + 化疗联合方案。患者有冠心病病史多年，已行 PCI 治疗，近期复查冠状动脉 CTA 提示左主干和前降支支架通畅，余管腔轻中度狭窄。含铂两联化疗方案及免疫治疗导致冠状动脉痉挛或心肌缺血概率不高，可在密切监测下使用。

心内科医生说

　　患者有冠心病病史多年，已行 PCI 治疗，目前正规药物治疗情况下，无不适症状。近期复查冠状动脉 CTA 提示左主干和前

降支支架通畅,余管腔轻中度狭窄,心肌缺血风险可控。心功能
方面,目前心肌标志物检查 NT‐proBNP 提示心功能处于代偿
阶段,可进一步行 UCG,做为基线评估。综合以上情况,目前抗
肿瘤治疗无明确禁忌情况,但使用抗血管靶向药物及可能引起冠
状动脉痉挛的化疗药物时,随访需仔细询问患者症状,谨慎
用药。

临床药师说

患者有长期高血压、糖尿病和冠心病(冠脉支架植入术后)病
史,目前规律接受降压、降糖、抗血小板和减少心肌氧耗等治疗,
随访冠状动脉 CTA 无严重病变,无明确抗肿瘤治疗禁忌证。晚
期肺鳞癌患者可能使用的化疗药物铂类、紫杉类、吉西他滨和免
疫治疗药物,除铂类可能引起胸痛、心肌缺血、急性心肌梗死,其
他药物一般不会造成心肌缺血改变,可以在密切监护下进行化疗
或免疫治疗。

临床诊疗经过

患者目前评估无明确禁忌证,后续予以免疫检查点抑制剂联
合含铂两联化疗姑息抗肿瘤治疗。

病例亮点及难点

恶性肿瘤与心血管疾病两者具有共同高危因素,如肥胖、吸烟、
糖尿病及老年等。随着我国逐步进入老龄化社会,预期寿命延长,
老年人群在合并冠心病、高血压、心律失常等心脏基础疾病的基础
上罹患肿瘤成为多发现象。该患者在合并高血压、糖尿病和冠心病
(冠脉支架植入术后)病史基础上,同时罹患肺癌,需要评估相关心
血管疾病是否会干扰后续肺癌治疗。患者有冠心病病史多年,已行

PCI 治疗,目前正规药物治疗情况下,无不适症状。近期复查冠状动脉 CTA 提示左主干和前降支支架通畅,余管腔轻中度狭窄,心肌缺血风险可控。因此,抗肿瘤治疗总体安全可控,无明确禁忌证。

（陈　洁）

③⑦ 肺癌治疗后反复心悸、气短的原因及处理

病 史 摘 要

患者,男,58岁。

主诉:发现肺癌2年余,反复心悸、气短1个月余。

现病史:患者2019年9月体检发现左肺占位,肺穿刺病理为鳞状细胞癌。患者予以GcP方案(吉西他滨联合卡铂)化疗2周期后,于2020年1月9日本院行左肺癌根治术(下叶)联合左房折叠术。术后病理示:左下肺鳞癌,中等分化,肿块大小4cm×2cm×2cm,紧靠胸膜,未累及胸膜;累及神经及支气管软骨,紧靠支气管切缘;第7组转移淋巴结3/11(+),第4、5、6组及10、11组淋巴结(-)。术后予以GcP方案辅助化疗两周期联合术后辅助放疗。患者2020年12月18日行PET/CT提示左肾上腺转移可能,于2021年1月外院行TP方案(紫杉醇联合顺

铂)化疗 2 周期,因胃肠道反应不能耐受停止治疗,疗效评估为疾病稳定。患者 2021 年 3 月开始信迪利单抗治疗 4 疗程,末次用药 2021 年 6 月 25 日,疗效评估疾病进展:左肾上腺病灶增大,出现肝转移新病灶。患者 2021 年 4 月 6 日行左肾上腺转移灶射波刀治疗。2021 年 7 月 7 日外院针对肝转移灶行射频消融术一次。2021 年 7 月 19 日和 2021 年 8 月 12 日进行两次帕博利珠单抗＋替吉奥治疗 2 周期。2 周期后复查评估为疾病稳定。患者两次使用帕博利珠单抗后出现心悸、气短,无胸闷、胸痛,无头晕不适。现为进一步诊治至肿瘤心脏病 MDT 门诊就诊。

既往病史:患者有高血压病史 10 余年。冠心病病史 10 余年,先后两次在心内科于右冠状动脉、左前降支和左心室后支植入共 3 枚支架。术后基因检测发现氯吡格雷耐药,平时服用替格瑞洛＋利线沙班治疗。阵发性心房颤动病史 2 年余;外院 ECG 提示窦性心动过速,服用美托洛尔,因血压降低停用。

专科查体:一般可,BP:105/65 mmHg,心率:96 次/分,心律齐。

辅助检查:

心肌标志物(2021 - 9 - 7):cTnT:0.01 ng/ml;NT - proBNP:56 pg/ml。

ECG(2021 - 9 - 7):窦性心动过速(心率:112 次/分)。

UCG(2021 - 8 - 11):未见异常,LVEF:66%。

腹部增强 MRI(2021 - 8 - 20):左肾上腺肿块直径:

3.8 cm,弥漫高信号,ADC值明显减低,略呈环形强化。

胸部增强CT(2021-9-2):左肺门斑片状模糊影同前,左心房后方软组织块影较前明显退缩,11 mm × 32 mm。

肿瘤内科医生说

患者为肺鳞癌Ⅳ期多发远处转移,目前以姑息治疗为主,帕博利珠单抗+替吉奥治疗期间疾病控制稳定。患者免疫检查点抑制剂治疗后出现心悸,完善心脏各项检查后ECG提示窦性心动过速,UCG及心肌损伤标志物正常,目前心肌炎证据不足,可予以控制心室率治疗。目前无抗肿瘤治疗明显禁忌证。

心内科医生说

患者肺癌综合治疗中,出现远处转移,免疫治疗后出现心悸、气短,既往心内科方面有冠心病支架植入术史和阵发性心房颤动病史。需要鉴别心血管疾病引起的心悸、肺恶性肿瘤累及心脏引起的心悸、抗肿瘤药物尤其近期开始使用的免疫药物引起的心悸。根据目前心肌标志物检查结果,心血管系统无明确缺血和心肌炎证据,抗肿瘤治疗无明确禁忌。同意目前抗血栓治疗方案。患者目前窦性心律、血压偏低、心率偏快,美托洛尔使用中因血压过低不能耐受,可给予伊伐布雷定2.5 mg bid控制心室率。

临床药师说

患者在接受帕博利珠单抗后出现心悸、气促,既往有阵发性房颤病史、冠心病史和紫杉类药物使用史,之前使用其他 PD‑1 抑制剂信迪利单抗后未出现相关症状。随访心肌标志物、ECG、UCG 无殊,诊断为免疫相关性心肌炎缺乏足够证据。可予药物控制心室率,抗凝、抗栓治疗,在密切监护下继续抗肿瘤治疗。

临床诊疗经过

目前无明确缺血和心肌炎证据,抗肿瘤治疗无明确禁忌。同意目前抗血栓方案。如维持窦性心律,可予以伊伐布雷定 2.5 mg bid 起始控制心室率。

病例亮点及难点

患者在抗肿瘤治疗期间出现心悸等不适症状,首先需要除外是否是抗肿瘤治疗相关的心脏损伤。但当患者合并基础心血管疾病或既往使用过存在潜在心血管副作用的抗肿瘤药物时,诊断与鉴别变得尤为复杂,不能一概而论。在做鉴别诊断时,需要心脏科医生在综合评估患者的症状、心血管专科检查等情况后谨慎进行。

目前控制心率的药物多使用 β 受体阻滞剂类,但其在降低心率的同时,有降压作用,当患者血压不高,仅需控制心率时,或使用β 受体阻滞剂存在禁忌时,可选择伊伐布雷定。

伊伐布雷定只特异性对窦房结起作用,对心房、房室或心室传导时间影响较小,对心肌收缩性或心室复极化未见明显影响。主要适用于:①窦性心律且心率≥75 次/分伴心脏收缩功能障碍的 NYHA Ⅱ~Ⅳ级慢性心力衰竭患者;②与标准治疗包括 β 受体阻滞剂联合用药;③用于禁忌或不能耐受 β 受体阻滞剂治疗时。

(夏　雪)

第五章

肿瘤合并心律失常

38 胸闷、心慌能免疫治疗吗

病 历 摘 要

患者,女,37岁。

主诉:确诊肝恶性肿瘤2个月余,阵发性心悸2周。

现病史:患者2017年体检发现肝脏占位,当时直径约2 cm,考虑血管瘤可能大,定期随访。病程中肿块逐渐增大。2021年6月体检B超发现肝脏占位,后于外院复查MRI示:肝左右叶交界处占位,考虑肝内胆管细胞癌。2021年6月4日PET/CT:结合本院PET/MRI,考虑为肝左叶恶性肿瘤伴肝内胆管扩张,肝门区及双侧横膈前组淋巴结转移待排;腹膜后稍大淋巴结,建议随诊(图38-1)。患者2021年6月8日行肝脏穿刺活检。2021年6月10日病理结果示:(彩超引导下行肝左叶占位穿刺组织)腺癌,结合免疫组化结果,符合肝内胆管癌。患者参加临床研究,2021年6月11日开始行化疗+免疫+靶向治疗3周期:吉西他滨1.2 g q2w+奥沙利铂180 mg q2w+信

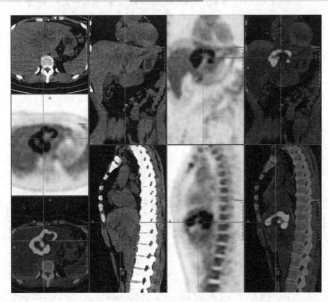

图38-1 患者 PET/CT

迪利单抗 200 mg q3w + 仑伐替尼 8 mg qd,末次化疗时间为 2021 年 7 月 9 日,末次免疫治疗时间 2021 年 7 月 2日。患者 7 月初无明显诱因发现血压波动大,血压为170～202/100～123 mmHg,有面部发烫感,偶有胸闷,无气短,无头晕、黑矇。从 2021 年 7 月 8 日开始调整降压药为奥美沙坦 20 mg qd 和氨氯地平 5 mg qd,并停用仑伐替尼,目前血压稳定,血压控制于 110～130/70～90 mmHg,仍偶有胸闷。2021 年 7 月 11 日休息状态下突发心慌伴胸闷,无胸痛,无出冷汗,无恶心、呕吐,自测心率 110 次/分,来我院查 ECG:窦性心动过速,QRS 电轴左偏(图 38-2);心肌标志物:cTnT: 0.006 ng/ml; NT - proBNP:

10 pg/ml。患者 2 小时后复查 ECG：正常。复查心肌标志物：cTnT：0.005 g/ml。现为进一步评估至肿瘤心脏病 MDT 门诊就诊。

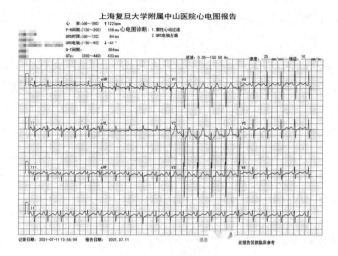

图 38－2　患者 UCG

既往病史：有高血压病史 4 个月，原口服"阿罗洛尔 5 mg qd"，在口服"仑伐替尼"前血压稳定。近期血压情况见现病史。否认糖尿病史。有高胆固醇血症病史。否认早发冠心病家族史。

专科查体：心率 100 次/分，律齐，未及杂音，双肺（－），下肢不肿，血氧饱和度：98%

辅助检查：

ECG(2021－7－11)：窦性心动过速，QRS 电轴左偏。

心肌标志物：cTnT：0.006 ng/ml；CK－MB：24 U/L；NT－proBNP：＜10 pg/ml。

肿瘤内科医生说

　　该患者初诊为局部晚期肝内胆管细胞癌,肝内胆管细胞癌(intrahepatic cholangiocarcinoma,ICC)是发病率第二的肝脏原发性恶性肿瘤,外科手术切除是目前唯一可以根治的方法,但是大多数患者确诊时已不可完整切除肿瘤。对于不可手术的 ICC,吉西他滨联合铂类药物是一线化疗方案,而免疫治疗与靶向治疗近年来也为 ICC 的系统治疗带来了新曙光。复旦大学附属中山医院临床研究发现靶向治疗＋免疫治疗＋化疗一线治疗晚期 ICC 有效率高达 80%,而且靶、免、化联合治疗显示了转化治疗实现手术的可能。因此,该患者采用靶向治疗＋免疫治疗＋化疗的联合治疗方式,3 周期后出现血压升高,考虑与抗血管治疗相关;同时合并胸闷心慌,由于心肌损伤标志物阴性,考虑与窦速相关。予以对症处理症状缓解后可继续原方案治疗。

心内科医生说

　　患者使用免疫治疗期间出现心悸伴胸闷,需要进一步排查免疫性心肌炎可能。但该患者心肌损伤标志物阴性,考虑心肌炎机会较小,可密切随访心肌标志物、ECG,并完善血常规、甲状腺功能、UCG、心脏 MRI 等以进一步协助诊断。

临床药师说

　　患者接受免疫治疗＋靶向治疗＋化疗期间出现胸闷、心悸症状,首先须排除免疫相关性心肌炎可能。患者仅出现 ECG 异常,而心肌标志物正常,目前诊断为免疫相关性心肌炎证据不足,可行UCG、心脏 MRI 协助诊断。患者服用仑伐替尼后出现高血压 3级,有高胆固醇血症,需排除冠脉粥样硬化性心脏病导致胸闷、气促的可能性。在诊断未明确时,可以考虑暂时停用靶向治疗和免疫治疗。

临床诊疗经过

患者进一步完善检查,ECG(2021－7－13):窦性心动过速,心率102次/分;UCG(2021－7－16):静息状态下未见异常。患者胸闷症状自行缓解,于2021年7月23日至2021年9月3日继续予以原方案第4～6周期治疗。复查PET/CT(2021－10－11):肝左叶病灶明显缩小,糖代谢明显减低,肝门区及双侧横膈前组淋巴结较前缩小,糖代谢降低。患者2021年10月16日行肝叶部分切除术[特殊肝段切除术(Ⅱ-Ⅲ-Ⅳ)段切除术]＋肝门淋巴结清扫术,术中见肿瘤位于肝Ⅱ-Ⅲ-Ⅳ段,大小约5.2 cm×5 cm×3.8 cm。术后病理结果(2021－10－18)示:(治疗后)肝内胆管癌,考虑大胆管型,伴大片胶原化和坏死。未见明确脉管癌栓。检出肝门部淋巴结8枚,均未见癌转移。

病例亮点及难点

本例患者接受免疫治疗＋靶向治疗＋化疗期间出现胸闷、心悸症状,首先须排除免疫相关性心肌炎可能,可行心肌标志物、ECG、UCG、心脏 MRI 协助诊断。抗血管药物治疗期间出现血压升高首先考虑药物因素,多数患者停药后血压可恢复,但在抗血管药物治疗期间可选用药物降压,首选 ACEI/ARB 类药物。如患者排除心血管急症,可继续积极抗肿瘤治疗。

(陈 洁)

39 软组织肿瘤与窦性心动过速

病 历 摘 要

患者,女,17岁。

主诉:发现左臀横纹肌肉瘤2年,血压波动1月。

现病史:患者2年前出现左侧臀部疼痛检查发现左侧臀部肿物,行穿刺活检后病理结果示:(左臀部皮下)横纹肌肉瘤,考虑为腺泡型横纹肌肉瘤。患者臀部肿物累及范围较广,无法行根治手术,2019年6月17日予以姑息一线第1周期IA方案(异环磷酰胺和多柔比星)化疗,2019年7月8日至2019年11月20日改为第2~4周期IA+血管内皮抑制素方案(异环磷酰胺、多柔比星、血管内皮抑制素)。因患者大腿内侧皮肤溃烂出血,2019年12月10日更改方案为CAV(环磷酰胺、长春地辛、多柔比星)。2020年1月13日至2020年8月21日CAV+IE方案

（异环磷酰胺、依托泊苷）交替使用。患者 2020 年 9 月 11 日至 2021 年 2 月 9 日进入姑息一线维持治疗：多柔比星 60 mg d1＋安罗替尼 8 mg d1～d14。患者 2021 年 4 月 7 日评估疾病进展，予以姑息二线采用 CAV 化疗＋信迪利单抗＋安罗替尼治疗。患者 2021 年 5 月开始出现持续性心慌，时轻时重，伴活动时大汗淋漓、气喘，有臀部疼痛，且血压偏高在 150～180/100～110 mmHg，有头痛、口唇紫绀，无胸闷、胸痛，无头晕，无恶心、呕吐。因患者症状持续加重，来我院肿瘤心脏病 MDT 门诊就诊。

既往病史：否认高血压、糖尿病史。否认心血管病家族遗传史。否认肝炎、结核等传染病史。

专科查体：家属代诊。

辅助检查：

ECG（2021－6－16）：窦性心动过速，T 波改变。

UCG（2021－6－16）：左心室收缩功能正常，左心室舒张功能正常，LVEF：63%。

PET/CT（2021－6－3）：左侧臀部肿物，FDG 代谢大部分为稀疏区，局部 FDG 代谢增高。骶骨左前与左侧腰大肌间软组织密度影，FDG 代谢增高，结合病史考虑为转移，邻近骶 1 椎体受累可能大；约平腰 4～5 椎体水平腹膜后区小淋巴结，FDG 代谢增高，考虑为转移可能大。

肿瘤内科医生说

该患者病理诊断为腺泡型横纹肌肉瘤。横纹肌肉瘤

(rhabdomyosarcoma，RMS)是起源于向横纹肌分化的原始中胚层间质组织的一种高度恶性的软组织肉瘤,主要好发于儿童,是儿童最常见的软组织肉瘤。RMS 在病理类型上可分为胚胎型 RMS (ERMS)、腺泡型 RMS(ARMS)、多形性 RMS 及梭形细胞/硬化性 RMS。ARMS 是仅次于 ERMS 的第二大类 RMS,其生物学特性远较 ERMS 恶性程度高,治疗难度大,容易复发转移,即使采用手术及放、化疗等综合治疗手段,其 5 年存活率不到 30%～50%。对于不可手术的 ARMS,除化疗之外,抑制血管生成药物可能有一定治疗效果。免疫检查点抑制剂在肿瘤治疗中占有重要地位,但到目前为止,此类药物在肉瘤治疗中的临床价值还存在争议。该患者二线采用抗血管靶向药物联合免疫检查点抑制剂及化疗后,出现心慌、胸闷及血压升高,考虑与抗血管治疗药物关系较大,可予以相应对症处理。患者同时合并原发肿瘤部位疼痛,需加强镇痛对症处理。

心内科医生说

患者为 17 岁青少年,诊断为 ARMS,已经经历 2 年肿瘤综合治疗。近期接受含蒽环类药物化疗＋靶向药物安罗替尼＋信迪利单抗治疗,出现心悸和血压升高。肿瘤患者中,心悸是常见症状,原因多样。鉴别上需要多方面考虑,该患者需要鉴别心理因素、感染、贫血和营养状态不良、蒽环类药物心脏毒性、免疫药物引起甲状腺炎和心肌炎等,具体可通过完善相关实验室检查、VCG 加以鉴别。处理上按照先对因、后对症的处理原则,也可根据患者窦速具体心率情况,可给予相应减慢心率药物如β受体阻滞剂改善症状。血压升高考虑为抗血管生成药物安罗替尼所引起,建议降压治疗,首选 ACEI/ARB、二氢吡啶类钙离子拮抗剂治疗。该患者心率快,如排除心力衰竭,可考虑β受体阻滞剂治疗,可兼顾血压和心率控制。

临床药师说

患者接受免疫治疗 + 靶向治疗 + 化疗期间出现心悸症状,首先须排除免疫相关性心肌炎可能,患者仅出现 ECG 异常,UCG 正常,目前诊断为免疫相关性心肌炎证据不足,可行心肌标志物、心脏 MRI 检查协助诊断。化疗药物环磷酰胺和依托泊苷、靶向药物安罗替尼直接导致心律失常的可能性也较小。疼痛也有可能引起心悸。目前考虑患者无明确抗肿瘤治疗禁忌,可行降压、减慢心率和镇痛等对症支持治疗。

临床诊疗经过

首选 β 受体阻滞剂和/或 ACEI/ARB 类药物降压对症治疗,钙离子拮抗剂可能导致反射性心率增快;加强镇痛支持治疗,建议规范按时服用镇痛药物。

病例亮点及难点

患者年轻女性,无心血管基础疾病,因抗肿瘤需要接受免疫治疗 + 靶向治疗 + 化疗联合治疗,期间出现心悸不适,首先需明确是否与抗肿瘤治疗相关,如免疫性心肌炎、药物相关心律失常等,其次需要明确是否存在心脏基础疾病,同时也需要关注患者的全身状态,如疼痛、焦虑等所致心悸。

患者较为年轻,无高血压史,治疗过程中出现血压升高,考虑与抗血管治疗药物相关,多数患者在停用后血压可恢复正常。但目前患者仍存在肿瘤治疗需要,故而在治疗期间可予药物降压,首选 ACEI/ARB 类药物。因患者合并心悸,可单用或联合使用 β 受体阻滞剂,避免使用钙离子拮抗剂导致反射性心率增快。

(施根灵)

40 心律失常，谁是罪魁祸首

病历摘要

患者，男，68岁。

主诉：确诊左肺癌半年，发现室性早搏1月半。

现病史：患者于2020年11月因"剧烈咳嗽"就诊，CT检查后发现"左上肺占位伴双侧肾上腺结节转移"。患者进一步完善肺穿刺检查，穿刺病理示：左肺低分化腺癌，基因为 *EGFR*、*ALK*、*ROS1* 野生型，2020年12月开始化疗＋免疫治疗：白蛋白紫杉醇＋顺铂＋卡瑞利珠单抗，共4周期，末次治疗时间为2021年2月17日。2021年4月6日查 ECG 示：窦性心律，完全性左束支传导阻滞，室性早搏二联律。患者评估肿瘤部分缓解，开始卡瑞丽珠单抗免疫单药维持治疗。2021年4月7日、2021年4月28日单用卡瑞利珠单抗两周期，过程中患者无胸闷、胸痛、气促、心悸，无水肿。2021年5月16日开始予以双肾上腺局部放疗。患者2021年5月19日24小时动态心电图：

窦性心律,平均心率 79 次/分,房性早搏 2 440 次,部分成对 129 次,部分二联律 2 次,部分三联律 8 次,部分未下传 243 次,短阵房速 17 次,多形性室性早搏 221 次,室内阻滞。现患者为进一步评估后续是否可继续抗肿瘤治疗至我院肿瘤心脏病 MDT 门诊就诊。

既往病史:否认高血压、糖尿病、心脏病等病史。否认心血管病家族遗传史。否认肝炎、结核等传染病史。

专科查体:BP:130/80 mmHg,神清,气平,营养中等。全身皮肤无黄染,无肝掌、蜘蛛痣,全身浅表淋巴结无肿大,头颅无畸形,巩膜无黄染。双肺呼吸音清,未及干、湿啰音。心前区无隆起,心界不大,心率 90 次/分,律齐,无杂音。腹部平软,无压痛及反跳痛,肝、脾肋下未及,肝、肾区无叩击痛,肠鸣音不亢进,移动性浊音(-),双下肢不肿。

辅助检查:

PET/CT(2021-2-25):与前片比较:左肺癌化疗后,左上肺肿块较前明显缩小伴空洞、坏死,仍见 FDG 代谢增高;同侧肺门、纵膈淋巴结 FDG 代谢较前降低;双侧肾上腺转移灶较前缩小,FDG 代谢较前降低。右侧上颌窦、鼻咽部炎症好转,两肺肺气肿、肝脏囊肿同前。

ECG(2121-2-26):窦性心律,完全性左束支传导阻滞。

UCG(2021-2-26):左心室稍大(LVEDD:57 mm),LVEF:55%,轻度二尖瓣反流。

ECG(2121-4-6):窦性心律,完全性左束支传导阻滞,室性早搏二联律。

心肌标志物(2021 - 4 - 6):cTnT:0.008 ng/ml;NT - proBNP:118 pg/ml。

生化指标(2021 - 4 - 6):空腹血糖:8.28 mmol/L;肌酐:107 μmol/L;电解质正常。

心肌标志物(2021 - 5 - 14):cTnT:0.01 ng/ml;NT - proBNP:48.4 pg/ml。

24 小时动态心电图(2021 - 5 - 19):窦性心律,平均心率 79 次/分,房性早搏 2 440 次,部分成对 129 次,部分二联律 2 次,部分三联律 8 次,部分未下传 243 次,短阵房速 17 次,多形性室性早搏 221 次,室内阻滞。

肿瘤内科医生说

该患者诊断为肺腺癌Ⅳ期(双侧肾上腺转移),目前无根治机会,以姑息系统治疗为主。该患者基因检测提示 *EGFR*、*ALK*、*ROS1* 均为野生型,驱动基因阴性,不适合靶向治疗,故选择姑息化疗联合免疫检查点抑制剂治疗。患者姑息治疗有效,疾病部分缓解,但治疗过程出现心律失常,以室性早搏为主。该患者心肌损伤标志物正常,不考虑免疫检查点抑制剂相关心肌炎,考虑心律失常与紫杉类药物相关性更大。目前该患者临床无症状,可考虑密切随访。

心内科医生说

患者老年男性,既往无心血管疾病史,在肺癌肾上腺转移的综合治疗过程中,无自觉症状情况下常规 ECG 评估发现室性早搏,为评估是否可继续抗肿瘤治疗来诊。其治疗方案为白蛋白紫杉醇＋顺铂＋卡瑞利珠单抗，以及双侧肾上腺局部放疗，心肌标志物检查示正常范围。24 小时动态心电图提示，心律失常为房性早搏 2 440 次，短阵房速，室性早搏 221 次。建议完善 UCG 检查，排除器质性心脏疾病。室性早搏发生不能排除与抗肿瘤治疗药物有关，其中紫杉类和铂类均有可能，但多为一过性。患者目前室性早搏负荷不大，不影响继续抗肿瘤治疗，可在定期随访、密切监测下继续。

临床药师说

该患者无胸闷、胸痛、气促、心悸等症状，仅表现为 ECG 检查结果异常。紫杉醇和顺铂均可能导致患者出现 ECG 异常，紫杉类所致心律失常较铂类更常见，但更多表现为缓慢型心律失常。免疫检查点抑制剂导致心肌炎患者 90% 出现 ECG 异常，可以表现为各种类型的心律失常（窦性心动过速、窦性心动过缓、心房颤动、房性或室性期前收缩、室上性心动过速、房室传导阻滞等），出现 QT 间期延长、ST－T 段抬高或 T 波倒置、R 波幅度减低、异常 Q 波等。该患者心肌标志物正常，无心肌炎相关临床表现，诊断为免疫相关性心肌炎证据不足，但也无法排除因心肌炎导致 ECG 异常的可能，后期应密切随访，若发生心肌炎，可尽早干预。

临床诊疗经过

患者加用美托洛尔后，在密切随访 ECG、心肌损伤标志物前提下继续抗肿瘤治疗，随访早搏数量稳定，无明显心悸等不适症状。5 个月后外院随访 24 小时动态心电图早搏数量无明显增加，肿瘤控制良好。

病例亮点及难点

　　紫杉醇、顺铂和免疫检查点抑制剂均可能导致患者出现 ECG 异常。其中紫杉类所致心律失常较铂类更常见，免疫检查点抑制剂导致心肌炎的患者可出现 ECG 异常，这时检测心肌标志物多可协助诊断。发现室性早搏后进行器质性心脏疾病排查尤为重要。当考虑仅为药物治疗相关，不能一概而论终止抗肿瘤治疗，否则将会顾此失彼。针对这样的患者，可以完善 24 小时动态心电图评估早搏负荷，进而决定是否需要调整抗肿瘤治疗。

（施根灵）

41 心房颤动与抗血管靶向治疗

病历摘要

患者,女,67 岁。

主诉:直肠恶性肿瘤术后 1 年余。

现病史:患者 2020 年 6 月 7 日于外院行腹腔镜下直肠癌根治术,术后病理:(直肠)溃疡浸润型中分化腺癌,浸润至浆膜下脂肪组织,脉管内见癌栓,未见明显神经侵犯,肠周淋巴结(25/27)。术后行 XELOX 方案化疗 8 次,末次化疗时间 2020 年 10 月 25 日。患者 2021 年 2 月发现 CEA 上升 3 倍,复查 PET/CT,发现多处吻合口、系膜、淋巴结 FDG 代谢升高,考虑转移。基因检测(*KRAS* 突变,*NRAS*、*BRAF* 野生型)。2021 年 5 月 17 日开始予以 FOLFIRI 方案化疗 4 周期:伊立替康 240 mg d1 + 亚叶酸钙 0.6 g d1 + 5 - 氟尿嘧啶 3.5 g 持续静脉点滴 46 小时 q2w。患者化疗后复查评估疾病进展。外院拟用靶向药,故至我院肿瘤心脏病 MDT 门诊评估心功能是否耐受。

既往病史：自诉心房颤动 4 年，平时无症状，未服药。此次外院 ECG 发现心房颤动伴快速心室率，予利伐沙班和美托洛尔治疗。有高血压、糖尿病病史，服用二甲双胍、奥美沙坦治疗，控制可。否认心血管病家族遗传史。否认肝炎、结核等传染病史。

专科查体：家属代诊。

辅助检查：

心肌标志物（2021 - 7 - 19）：cTnT：I＜0.006 ng/ml；NT - proBNP：1 044 pg/ml；CK - MB：1.35 ng/ml；CK：105 U/L。

凝血功能（2021 - 7 - 19）：D -二聚体：0.87 mg/L。

UCG（2021 - 7 - 19）：升主动脉明显增宽 49 mm，主动脉窦部增宽，室间隔基底段增厚，主动脉瓣钙化伴轻度反流，左心房、心室增大，LVEF：58%，二尖瓣后叶瓣环钙化伴轻中度反流，右心房增大，三尖瓣中重度反流，肺动脉瓣轻度反流，肺动脉收缩压 46 mmHg。

肿瘤内科医生说

患者直肠癌术后予以 XELOX 方案辅助化疗，复发转移后予以姑息 FOLFIRI 方案化疗，目前出现疾病进展。患者基因检测为 *KRAS* 突变型，后续需要调整为抗血管靶向治疗。患者既往有心房颤动病史，目前已经予以抗凝血和控制心室率治疗，可考虑谨慎予以抗血管靶向治疗。

心内科医生说

患者原有心房颤动病史,在抗肿瘤治疗中再发,并非抗肿瘤治疗禁忌。建议继续目前抗凝和控制心室率的心房颤动规范化治疗,在抗心律失常药物和抗血栓治疗情况下,继续在谨慎监护下给予抗肿瘤治疗。

临床药师说

靶向药物通常不会引起心房颤动,在已予美托洛尔控制心室率和利伐沙班抗凝血的前提下,可以在密切监护下口服靶向药物治疗。如果心室率控制不佳可以联用地尔硫卓或地高辛,仍控制不佳者可考虑药物节律控制或电复律。除心房颤动外,需注意靶向药物引起 QT 间期延长可能。

临床诊疗经过

给予沙库巴曲缬沙坦替代奥美沙坦,同时加强心室率控制,完善下肢深静脉血栓筛查或 CT 下肺动脉造影,密切随访监护下可谨慎进行靶向治疗。

病例亮点及难点

心房颤动是较为常见的心律失常,很多抗肿瘤药物也会有潜在诱发心房颤动的风险。但本例患者使用靶向治疗较少会引起心房颤动,排除了药物因素,故而心律失常对抗肿瘤治疗影响较小。当出现心房颤动后,需积极治疗,减少心房颤动相关并发症。

(施根灵)

42 乳腺癌化疗后心房颤动是何故

病历摘要

患者,女,75岁。

主诉:左乳恶性肿瘤术后50余天,胸闷、气急1个月。

现病史:患者2021年5月31日于外院诊断左乳恶性肿瘤,肿块大小4.8 cm×4 cm×2 cm,行手术治疗。术后病理:浸润性导管癌,Ⅱ级,脉管侵犯(+),淋巴结共24枚,22枚转移。免疫组化:ER(+,90%,强),PR(+,90%,强),*HER2*(1+),Ki-67(+,20%)。患者2021年7月6日开始术后第1周期EC方案(表柔比星和环磷酰胺)化疗:环磷酰胺960 mg d1 + 表柔比星140 mg d1 q3w。患者拟行第2周期化疗,复查ECG提示心房颤动伴快速心室率,心肌标志物异常。自述平时既有活动性胸闷、气急,步行数百米即可诱发。今至我院肿瘤心脏病MDT门诊评估心功能能否继续化疗。

既往病史:高血压病史3年,用药不详,控制可;痛风病史 3 年,服用非布司他,控制欠佳,日常不监测尿酸情况。30 年前行右乳良性病变手术。

专科查体：神清,一般情况可,BP：120/80 mmHg,心率：80 次/分,心房颤动心律,双下肢轻度水肿。

辅助检查：

ECG(2021‐7‐28)：心房颤动；ST 段改变；T 波异常,心率：102 次/分。

UCG(2021‐7‐28)：左心房增大 41 mm,左心室内径正常,左心室壁不增厚,静息状态下室壁收缩活动未见明显异常；二尖瓣后叶瓣环钙化,开放不受限,彩色多普勒测及轻度二尖瓣反流,二尖瓣血流图呈单峰；主动脉增宽,主动脉瓣不增厚,开放不受限,彩色多普勒未测及主动脉瓣反流；右心房右心室不大,肺动脉不增宽,连续多普勒据度三尖瓣反流,估测肺动脉收缩压为 33 mmHg；TDI 示波峰值 8 cm/s,LVEF：67%(术前外院 UCG 检查正常)。

心肌标志物（2021‐7‐28)：NT‐proBNP：1 919.0 pg/ml；cTnT：0.023 ng/ml。

肿瘤内科医生说

该患者左侧乳腺癌根治术后,术后病理分期 pT2N3M0,Lunimal B 型。患者术后病理分期较晚,需规范予以术后辅助化疗、放疗以及内分泌治疗。化疗方案可考虑标准 EC 序贯紫杉类药物。患者术后 EC 方案辅助第 1 周期后出现心房颤动伴快速心室率,既往无相关病史,可完善 24 小时动态心电图明确总体心室率变化范围。该患者肿瘤分期较晚,术后复发转移概率较大,辅助化疗可降低术后复发机会,在控制心室率基础上建议尽量完成后续辅助化疗。

心内科医生说

患者存在高血压、痛风病史。在乳腺恶性肿瘤化疗第 2 周期前发作性心悸,检查提示心房颤动伴快速心室率,之后的心肌标志物检查提示 NT - proBNP 升高,UCG 提示左心房略大,左心室收缩活动未见异常。结合患者年龄、病史、心脏结构、目前所用化疗药物(含蒽环类),分析考虑心房颤动发生为特发性心房颤动可能性大,与年龄、高血压相关。但不能完全排除蒽环类药物引起心脏损伤。蒽环类药物引起心脏损伤中急性心脏损伤可表现为快速性心律失常,往往发生在用药后数小时到数天。患者在第 2 周期用药前检查发现,故不能判断心房颤动具体发生时间,与蒽环类药物的因果关系不能确定。建议可在恢复窦性心律之后随访 ECG 和心肌标志物,如 NT - proBNP 恢复正常,可在谨慎监测下继续目前治疗方案,同时评估血栓风险,根据 CHA_2DS_2 - VASc 栓塞评分及 HAS - BLED 出血评分给予相应的治疗。

临床药师说

该患者平素有活动后胸闷、气促、心悸等症状,NT - proBNP 异常升高,ECG 检查提示心房颤动,UCG 提示左心房略大,左心室收缩活动未见异常。环磷酰胺心脏毒性相对少见,表柔比星急性心脏毒性可以表现为传导异常,但导致心房颤动可能性较少见。考虑患者心房颤动与既往基础疾病相关性更大,可予药物控制心室率和抗凝,在密切监护下继续抗肿瘤治疗。

临床诊疗经过

由于非布司他存在心血管毒性,患者改用苯溴马隆治疗痛风。

患者存在心房颤动伴快速心室率,存在高血压、痛风等危险因素,建议谨慎使用蒽环类药物,或可考虑使用脂质体阿霉素减少心脏毒性。予美托洛尔控制心房颤动心率,同时复查 24 小时动态心电图。心房颤动栓塞评分符合栓塞高危人群,加用利伐沙班抗凝治疗。

病例亮点及难点

本例患者化疗后出现心房颤动,需要鉴别药物因素及心脏本身因素。结合患者年龄、病史、心脏结构、目前所用化疗药物,分析考虑心房颤动发生为特发性心房颤动可能性大,与年龄、高血压相关。蒽环类药物引起心脏损伤中急性心脏损伤可表现为快速性心律失常,往往发生在用药后数小时到数天,故不能完全排除。但表柔比星急性心脏毒性可以表现为传导异常,导致心房颤动较少见。

当患者出现心房颤动,首先要明确是否存在可逆性病因。其次需要预防栓塞、维持窦性心律、控制心率。在预防栓塞方面,需要充分平衡患者的出血风险及栓塞风险,可参考 HAS - BLED 出血评分及 CHA_2DS_2 - VASc 栓塞评分给予相应的治疗。本例患者属于栓塞高风险人群,最终选择使用抗凝药物预防血栓栓塞。

（陈　洁）

43 乳腺癌与室上性心动过速

病 史 摘 要

患者,女,69岁。

主诉:确诊左乳癌2周,心悸2周。

现病史:患者2021年8月于外院检查发现左乳恶性肿瘤,直径约3 cm,同时合并左侧腋窝淋巴结阳性。患者于2021年8月6日行左乳肿块穿刺,病理结果提示:(左乳)浸润性癌,免疫组化:ER(+,90%,强),PR(+,90%强),*HER2*(0),Ki-67(+,约20%)。2021年8月11日患者于休息时突感心悸,不伴有胸闷、胸痛,持续不缓解,至我院就诊,ECG提示:阵发性室上性心动过速;电轴左偏;ST段改变(ST段在Ⅰ、Ⅱ、aVF、V2~V6导联呈水平型压低≤1 mm),后行核酸检测时诱发呕吐后缓解。患者于我院完善电生理检查提示:房室折返性心动过速(左前游离壁)。2021年8月11日我院予射频消融治疗,术后建议服用拜阿司匹林1个月,患者未遵医嘱。现为评估心脏功能能否耐受新辅助化疗至肿瘤心脏病 MDT 门诊就诊。

既往病史：否认高血压、冠心病、糖尿病等慢性疾病史。否认病毒性肝炎、结核及其他传染病史。自述既往有心律失常病史 10 年余,曾于外院诊断室上性心动过速,未用药。

专科查体：神清,表情焦虑,一般情况尚可,心脏听诊未闻及早搏。双下肢无水肿。

辅助检查：

ECG(2021 - 8 - 11)：阵发性室上性心动过速；电轴左偏；ST 段改变(ST 段在 Ⅱ、aVF、V2～V6 导联呈水平型压低≤1 mm)。

心肌标志物(2021 - 8 - 5)：cTnT：0. 304 ng/ml；CK：187 U/L；CK - MB：20 U/L；CK - MM：167 U/L。

ECG(射频消融术后)(2021 - 8 - 11)：正常。

UCG(2021 - 8 - 20)：未见明显异常,LVEF：67%。

肿瘤内科医生说

　　患者诊断为局部晚期激素受体阳性 *HER2* 阴性乳腺癌,对于初治无远处转移乳腺癌,满足以下条件之一者可选择术前新辅助药物治疗：①肿块较大(＞5 cm)；②腋窝淋巴结转移；③ *HER2* (＋)；④三阴性；⑤有保乳意愿,但肿瘤大小与乳房体积比例大难以保乳者。该患者为 Luminal B 型乳腺癌,有腋窝淋巴结转移,可选择新辅助化疗,化疗方案选择同时包含蒽环类和紫杉类的治疗方案。患者既往有心律失常,已行射频消融术,目前心肌损伤标志物升高考虑与射频消融术后相关,密切随访,待恢复正常后可行化疗。后续新辅助化疗期间如使用含紫杉类方案,需密切随访 ECG 变化。

心内科医生说

室上性心动过速的发生与患者心脏传导系统存在房室结之外的折返通路有关。追问病史也得知患者发作性心悸 10 年,外院曾诊断为室上性心动过速。目前患者已通过射频消融术根治该疾病,抗肿瘤治疗不存在禁忌情况。但室上性心动过速发作后 cTnT 升高需要与急性冠脉综合征相鉴别。

临床药师说

患者有多年心律失常史,此次出现阵发性室上性心动过速,行核酸检测刺激咽部引发恶心,刺激迷走神经成功终止心动过速。后经射频消融术治疗成功,尽管有一定的复发率,可再次消融或予药物处理。心肌标志物如随访下降至恢复正常,则无明显抗肿瘤治疗禁忌,制定方案时尽量选择对心脏传导系统影响较小的药物。

临床诊疗经过

处理意见:复查心肌标志物。如心肌标志物恢复正常,则目前新辅助化疗无明确禁忌。

病例亮点及难点

部分化疗药物可对心脏传导系统产生影响,但室上性心动过速中房室折返性心动过速及房室结折返性心动过速多与药物治疗无关,对抗肿瘤治疗影响有限,并可通过射频消融微创手术根治。室上性心动过速发作后,因心动过速可导致 cTnT 升高,需要与急性冠脉综合征相鉴别,此时需要结合患者年龄、发作时 ECG、心肌标志物动态改变、病史等综合考虑。

(许宇辰)

44 药物性 Q-T 间期延长，别错怪了肿瘤药物

病 历 摘 要

患者，女，80 岁。

主诉：肝细胞肝癌术后 4 个月，ECG 异常 1 个月。

现病史：患者 2021 年 3 月 2 日于外院行肝癌根治性手术治疗，术后病理：肝细胞肝癌。患者术后复查无残留肿瘤，于 2021 年 4 月 20 日参加单臂开放临床试验，行肝细胞肝癌术后免疫联合靶向辅助治疗。患者 2021 年 5 月 18 日开始第一次用药：度伐鲁单抗联合贝伐珠单抗。患者 2021 年 6 月 7 日拟第 2 次用药前检查发现 ECG、24 小时动态心电图异常。故今来院肿瘤心脏病 MDT 门诊评估。

既往病史：高血压病史 30 年，服用卡维地洛、厄贝沙坦、苯磺酸氨氯地平，控制可；抑郁症病史 5 年余，服用度洛西汀；50 年前曾有过乙肝史。

专科查体:神清,一般状态可,BP:118/78 mmHg,双肺呼吸音清,未及干、湿啰音,心率 90 次/分,律齐,无杂音,双下肢不肿。

辅助检查:

ECG(2021 - 6 - 9):窦性心律;偶发房性早搏;完全性左束支传导阻滞;QTc:510 ms(图 44 - 1)。

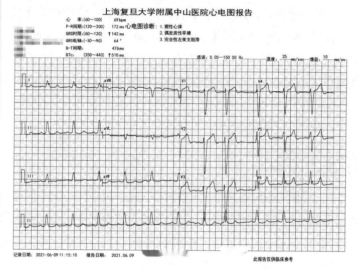

图 44 - 1　患者 ECG

UCG(2021 - 6 - 28):二尖瓣后叶及主动脉瓣钙化;左心室收缩功能正常。

24 小时动态心电图(2021 - 6 - 29):全程完全性左束支传导阻滞;房性早搏 108 个,室性早搏 1 875 个。

肿瘤内科医生说

　　手术切除是治疗原发性肝细胞肝癌(以下简称肝癌)的常用方法。然而,由于肝癌术后复发率高,远期预后仍然较差,5年复发率高达50%~70%,降低术后复发率是提高肝癌整体疗效的关键。现阶段尚无全球公认的肝癌术后辅助治疗方案。对于具有高危复发因素的患者,临床上给予高度重视,往往积极采取干预措施,希望能够阻止或者推迟复发,包括抗病毒药物、肝动脉介入治疗、含奥沙利铂的系统化疗、分子靶向治疗药物以及中医药治疗等,可能有一定的疗效,但是除了抗病毒药物治疗之外,其他治疗尚缺乏强有力的循证医学证据充分支持。该患者参与临床试验,肝癌术后予以免疫检查点抑制剂联合抗血管靶向药物辅助治疗,希望能够延长PFS,提高OS。患者用药一周期后常规ECG检查出现异常,需要评估目前患者使用所有药物与Q-T间期延长的关系,谨慎决定后续是否继续接受研究用药。

心内科医生说

　　Q-T间期延长的常见危险因素包括:①电解质失衡如低钾、低镁、低钙;②代谢失调如甲状腺功能减退、低体温;③结构性心脏病;④药物,抗精神病药物(三环类抗抑郁药)、止吐药(奥坦西隆、异丙嗪)、抗微生物药(莫西沙星、环丙沙星、伏立康唑)等。患者抗肿瘤治疗接受的临床试验用药为免疫检查点抑制剂和大分子抗血管单克隆抗体,目前并无明确报道与长QT间期有关,用药期间需密切随访ECG变化。患者因抑郁症长期服用度洛西汀,反而需要注意三环类抗抑郁药对QT间期的影响。

临床药师说

　　长Q-T间期综合征(long Q-T syndrome,LQTS)的诊断主要

是根据 ECG 的特征。除基因检测外,将 ECG 表现结合临床病史和家族史,诊断 LQTS 的标准见表 36-1。如果>3 分表示 LQTS 的概率高,2~3 分表示中等概率,0~1 分表示低概率。尽管缺乏基因检测结果,该患者需警惕 LQTS 可能。LQTS 可以分为先天性和获得性两类,回顾该患者病史,药物性获得性 LQTS 可能性更大。LQTS 的风险主要在于尖端扭转型室性心动过速(torsade de pointes,TdP)引起晕厥、抽搐或猝死,药物性 LQTS 导致 TdP 的 ECG 预警参数包括 QT 间期>500 ms,T-U 波畸形和 T 波电交替。容易引起 LQTS 的药物有抗心律失常药(奎尼丁、索他洛尔、伊布利特、胺碘酮)、抗菌药物(大环内酯类、氟喹诺酮类)、抗精神病药(氟哌啶醇、硫达利嗪、氯丙嗪、喹硫平、奥氮平、利培酮)、抗抑郁药(西酞普兰、文拉法辛、氟西汀)、止吐药(昂丹司琼、多拉司琼)、抗肿瘤药物(三氧化二砷、小分子靶向药物)。该患者的抗肿瘤治疗可能与 LQTS 无关,而度洛西汀尽管没有明确的 LQTS 或 TdP 报道,但同类药物氟西汀已有上市后此类病例报告,因此有必要进行定期 ECG 监测,如果出现室性心律失常症状或体征应警惕。

表 44-1 长 QT 间期综合征的诊断标准

项目	计分
ECG 表现	
QTc	
≥480 ms	3
460~470 ms	2
450 ms(男)	2
尖端扭转型	2
T 波交替	1
T 波有切迹(3 个导联)	1
低心率(与年龄相比)	0.5
临床病史	
晕厥	
有应激	2
无应激	1
先天性耳聋	0.5

项目	计分
家族史	
家庭成员有明确的 LQTS	1
在直系亲属中有 30 岁前不明原因的心源性猝死	0.5

临床诊疗经过

该患者目前 Q-T 间期轻度延长考虑与度洛西汀相关性更大,与免疫检查点抑制剂及抗血管靶向治疗相关性较小,并且该患者目前无特殊不适,可密切随访 ECG 变化,同时谨慎开始临床试验用药。

病例亮点及难点

肿瘤患者可因化疗药物导致 QTc 延长,又因通常伴随纳差、恶心等,易出现电解质紊乱,在此基础上极易诱发恶性心律失常,如室性心动过速、心室颤动,甚至心源性猝死。故而肿瘤科医生及心脏科医生需要了解常见引起 QTc 延长的化疗药(表 44-2)。在排除心脏基础疾病及化疗药物所致 QTc 延长后,需要排查患者是否服用其他可能导致 QTc 延长的药物。本例患者因抑郁症,长期服用抗抑郁药物,有潜在延长 QTc 等风险,如患者在化疗过程中出现电解质紊乱,容易导致"生了肿瘤,死于心脏"。

表 44-2 常见引起 QTc 延长的化疗药

化疗药	对 QTc 影响	尖端扭转型室速	心源性猝死
BRAF 抑制剂			
维罗非尼	↑15 ms	N/A	N/A
HDAC 抑制剂			
缩酚酸肽	↑14 ms	N/A	1.2%
伏立诺他	3.4%~4%	ICR*	N/A

续表

化疗药	对 QTc 影响	尖端扭转型室速	心源性猝死
酪氨酸激酶抑制剂			
达沙替尼	↑7～13 ms	N/A	N/A
拉帕替尼	16%出现↑60 ms 或＞480 ms	N/A	N/A
尼洛替尼	0.4%出现↑60 ms	N/A	0.3%
帕唑帕尼	2%	＜1%	N/A
舒尼替尼	↑9.6 ms	＜0.1%	N/A
凡德他尼	0.9%出现↑35～60 ms	2CRs	0.3%
其他			
三氧化二砷	40%出现＞500 ms	2.5%	N/A

注:CR,个案报道。

（陈　洁）

第六章 心脏原发肿瘤、心包病变及其他

45 软组织肿瘤左心室占位是何故

病历摘要

患者,女,51 岁。

主诉:确诊肺平滑肌肉瘤 1 个月余,发现左心室占位 2 天。

现病史:2021 年 2 月初患者出现右侧胸痛,伴有咳嗽、咳痰,痰中带血,于外院就诊,2021 年 2 月 18 日胸部及上腹部增强 CT 示:右肺下叶肿块,考虑恶性病变侵犯左心房并两肺内多发转移、纵隔淋巴结转移及右侧第 9 肋骨转移;肝右叶结节,考虑转移。患者 2021 年 2 月 22 日行右肺肿物穿刺,病理诊断:梭形细胞恶性肿瘤伴坏死。结合免疫组化首先考虑平滑肌肉瘤。2021 年 3 月 1 日患者住院期间出现右侧肢体无力,肌力 3 级,完善头颅 MRI 示:左额叶强化肿块伴周围明显脑水肿,脑转移,左侧侧脑室明显受压,中线结构稍右移。遂于 2021 年 3 月 4 日开始予以颅内及右侧胸部病灶姑息放疗,同步安罗替尼

12 mg qd 口服。2021 年 4 月 7 日行 UCG 检查示:左心室前组乳头肌腱索上见 24 mm×25 mm 的占位,考虑转移可能。现为求进一步诊治,患者至我院肿瘤心脏病 MDT 门诊就诊。

既往病史:患者 2019 年有乳腺纤维腺瘤切除史,2020 年有子宫肌瘤手术切除史。否认冠心病、高血压、糖尿病等慢性病史。否认肝炎、结核等传染病史。否认外伤史。否认药物、食物过敏史。

专科查体:T:37℃,P:80 次/分,R:18 次/分,BP:120/77 mmHg。神清,无贫血貌,一般情况可。双肺呼吸音低,无干、湿啰音。心率 80 次/分,律齐,未及明显杂音。腹软,无压痛及反跳痛,肝、脾肋下未及。双下肢无明显水肿。

辅助检查:

ECG(2021-4-6):窦性心律;偶发室性早搏;ST 段改变(ST 段在 V5、V6 导联呈水平型压低 0.5 mm)。

心肌标志物(2021-4-7):cTnT:0.008 ng/ml;NT-proBNP:109.0 ng/ml。

UCG(2021-4-7):左心室占位(左心室前组乳头肌腱索上见 24 mm×25 mm 的占位),结合病史,考虑转移可能(图 13-1)。

PET/CT(2021-4-7):平滑肌肉瘤治疗后病例:右肺下叶恶性肿瘤治疗后,病灶部分坏死、部分肿瘤代谢活跃;两肺、纵隔淋巴结、左心、左侧腋窝下、肝脏右叶及肝被膜、胃壁、胰腺、胆囊旁、左肾及多处骨转移,肿瘤代谢活

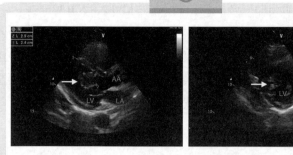

图 45 - 1 患者 UCG

注:LV:左心室,LA:左心房,AA:主动脉;箭头示左心室占位。

跃;左脑治疗后改变;左侧锁骨区淋巴结转移不除外,请结合临床;右侧胸腔积液;甲状腺密度不均匀减低,请结合超声检查。

肿瘤内科医生说

该患者临床诊断为肺平滑肌肉瘤合并全身多发转移。平滑肌肉瘤是起源于平滑肌的一种软组织肿瘤,有沿着大血管转移的特征,因此有心脏转移风险。该患者目前 UCG 提示左心室占位,结合患者 PET/CT 显示左心转移,考虑平滑肌肉瘤心脏转移可能性大。患者左心室乳头肌腱索转移有一定活动度,有脱落风险甚而有引发猝死可能,需要尽快心外科干预处理。

心内科医生说

该患者为肺平滑肌肉瘤全身多发转移,UCG 提示左心室占位,虽未取得病理,以一元论的临床思维考虑平滑肌肉瘤累及心脏可能性大,并且已存在广泛多器官转移,患者失去手术时机。心血管系统方面治疗策略,以往的认知,对于继发性心脏肿瘤的外科干预仅限于肿瘤或瘤栓在腔静脉和右心房内范围,该病例可请心外科医生参加讨论,明确有无外科干预可能。目前治疗上以综合姑息治疗,改善患者生活质量和延缓疾病进展为目的,预后极差。如从二元论出发讨论左心室占位是否转移,建议可从影像学方面,结合 UCG、心脏 MRI 和 PET/CT 表现分析组织类型。

临床药师说

原发性心脏肿瘤中恶性肿瘤约占 1/4,其中 95% 为肉瘤,以血管肉瘤和未分化肉瘤最常见。手术是治疗和明确病理的首选方法,但该患者已多发转移,缺乏肿瘤切除手术指征。UCG、冠状动脉 CTA、心脏 MRI、PET/CT 等影像学检查在明确诊断方面各有利弊,需结合各项检查结果进行综合判断,根据目前结果考虑平滑肌肉瘤转移可能大。评估患者耐受性,靶向治疗安全性优于蒽环类为基础的化疗,且安罗替尼已获批二线治疗软组织肉瘤,可暂予抗血管靶向治疗。

临床诊疗经过

患者后续心外科就诊,心外科评估考虑患者存在肿瘤多发转移,目前心外科局部手术干预获益不明确,且患者安罗替尼口服期间未见肿瘤脱落表现,仍以内科全身治疗为主。该患者后续继续目前安罗替尼治疗,监测血压,定期复查 UCG。患者后续复查 UCG(2021 - 6 - 16):左心室侧壁中下段至心尖部心包内见低回声团,大小约 27 mm×30 mm。

病例亮点及难点

心脏原发及继发恶性肿瘤均较为少见,这是由心脏的组织学特点所决定的。首先,由于心脏内外表面主要被覆内皮和间皮组织,无上皮组织,因此心脏不发生原发性癌,而心肌细胞属永久性细胞,活性低、再生能力很弱,损伤后一般由瘢痕组织修复,较少发生肿瘤性病变。其次,心脏及血管构成封闭的血液循环系统,心脏具有泵功能,心腔内血流丰富,流速快,这种特殊环境也使致癌物及瘤栓不易停留。恶性肿瘤心脏转移最常见累及部位为心包,而心室转移则较为罕见。据报道,40%的心脏转移患者心包受累,15%的心包积液细胞学检查为恶性。在既往的报告中,心内或心包肿块是心脏转移最特异的指标。心脏转移常见于右心室,在左心室时往往伴肺转移。

该患者肿瘤诊断为平滑肌肉瘤,平滑肌肉瘤是起源于平滑肌细胞的恶性肿瘤,是软组织肉瘤常见亚型之一,常见于子宫,但也可发生于全身,包括腹膜后间隙、腹腔和任何血管结构。在既往的报告中,转移性心脏肿瘤的发病率是原发性肿瘤的 20 倍,平滑肌肉瘤心脏转移的发病率在 6%至 34%之间。转移性心脏肿瘤患者会出现新的心脏症状,如心力衰竭、瓣膜病、传导缺陷、心律失常或晕厥。大多数心脏转移瘤预后极差。以往文献报道围手术期死亡率为 40%,平均生存期为 5 个月,手术切除治疗效果有限。

（廖　　甜）

46 心脏占位与家族聚集性肿瘤

病历摘要

患者,女,70岁。

主诉:发现心脏占位3个月余。

现病史:患者于2018年在本院确诊为"结核性心包炎",规范治疗1年半,后出现胸闷气急症状,临床诊断为"心力衰竭",对症处理。2020年12月1日患者再次因"心力衰竭"至本院就诊,入院后行无创呼吸机辅助通气,加强利尿、扩血管治疗,积极控制血压、限制补液量、积极纠正贫血、抗感染等治疗后,患者病情好转,继续予以规律治疗。患者2021年1月15日复查UCG发现右心房室沟内高回声团块,2021年2月、2021年3月随访UCG均发现心包腔内高回声团块。2021年4月7日胸部MRI平扫+增强示:右心房壁及房间隔占位,血管肉瘤可能,侵犯上腔静脉,右冠状动脉受侵待排,请结合临床。现患者为进一步评估至肿瘤心脏病学MDT就诊。

既往病史:糖尿病 20 年,平日胰岛素治疗中,血糖控制情况不佳;慢性肾脏病 10 余年,长期服用尿毒清颗粒,患者 2020 年 10 月 31 日查肌酐 247 μmol/L;肺结核病史,抗结核治疗 18 个月,已停药。2020 年 12 月开始予以螺内酯、呋塞米、氢氯噻嗪及地高辛治疗心力衰竭。

手术史:子宫肌瘤切除术(2007 年);结核性心包炎手术(2018 年)。

家族史:爸爸患直肠癌,30 岁左右发病;3 个哥哥患肠癌,40~50 岁左右发病;侄女 1 患肠癌,30 岁左右发病;侄女 2 患白血病,40 岁左右发病;侄子 1 患肺癌,50 岁左右发病;侄子 2 患甲状腺癌,50 岁左右发病。

专科查体:BP:166/77 mmHg。心率 78 次/分,律齐。双肺未闻及干、湿啰音。腹部平软,无压痛及反跳痛,肝、脾肋下未及,肝、肾区无叩击痛,肠鸣音不亢进,移动性浊音(-),双下肢不肿。

辅助检查:

UCG(2020 - 11 - 3):左心房增大;主动脉瓣钙化;轻度肺动脉高压;LVEF:61%。

ECG(2020 - 11 - 20):心房颤动;肢体导联低电压;左胸导联低电压;QRS 电轴左偏;T 段改变(ST 段在 I、aVL 导联呈水平型压低 0.5 mm);Ⅲ、aVF、V1~V4 导联呈 QS 型,请结合临床。

24 小时动态心电图(2020 - 11 - 29):窦性心律;频发房性早搏,时未下传心室;频发室性早搏;肢体导联低电压;ST 段改变(ST 段在 I、aVL、V5、V6 导联呈水平型压低 0.5 mm);V1～V3 导联呈 QS 型。

UCG(2021-1-15):右心房室沟内高回声团块,建议进一步行心脏 MRI 检查明确;极少量陈旧性心包积液,双侧少量胸腔积液;左心房增大;主动脉瓣钙化(图 46-1)。

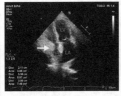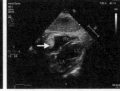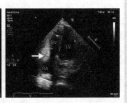

图 46-1 患者 UCG

注:LV,左心室;LA,左心房;RV,右心室;RA,右心房;箭头示右心房室沟处占位。

UCG(2021-2-23):心包腔内高回声团块,累及右冠状动脉、右心房游离壁及上腔静脉近心段周围,建议进一步检查;极少量陈旧性心包积液,右侧胸腔积液;左心房增大;主动脉瓣钙化。

UCG(2021-3-1):心包增厚,心包腔内高回声团块,累及右冠状动脉、右心房游离壁及上腔静脉近心段周围;右侧大量胸腔积液。

胸部 MRI 平扫+增强(2021-4-7):右心房壁及房间隔占位,血管肉瘤可能,侵犯上腔静脉,右冠状动脉受侵待排,请结合临床;左心房增大;少量心包积液;两侧少量胸腔积液。

生化指标(2021-4-12):肌酐:221 μmol/L;估算肾小球滤过率(根据 CKD-EPI 方程):19 ml/min/1.73 m^2;血红蛋白:76 g/L。

心肌标志物（2021 - 4 - 22）：cTnT：0.027 ng/ml；NT - proBNP：936 pg/ml。

　　PET/CT（2021 - 4 - 20）：考虑为炎性病变累及心包、右心房及室间隔周围间隙、双侧胸膜及右肺上叶可能，请结合临床除外恶性肿瘤；余两肺小结节，请随诊；两肺慢性炎症；双侧胸腔少量积液；左心房增大；符合双肾炎性病变表现；肝、脾肿大；腹腔腹膜稍增厚；盆腔少量积液。

 肿瘤内科医生说

　　该患者体检发现右心房占位，结合影像学检查，临床考虑心脏原发血管肉瘤可能性大。原发性心脏血管肉瘤是原发性心脏恶性肿瘤中最常见的病理类型，约 90% 以上病变发生于右心房。该疾病较为罕见，目前临床上尚无规范的治疗手段。如无明显转移或手术禁忌证，根治性手术为最重要的治疗方法。但该患者为老年女性，由于糖尿病长期血糖控制不佳，目前合并慢性肾功能衰竭，考虑心外科手术不一定能耐受，可请心外科医师会诊评估根治手术或病理活检可能。该患者病史显示有 4 位一级血亲（父亲及 3 个哥哥）和 4 位二级血亲（4 位侄子/女）罹患各种恶性肿瘤，临床考虑该患者为遗传性肿瘤综合征。其家系中恶性肿瘤类型以肠癌为主，考虑遗传学结直肠癌相关综合征可能大，建议完善胚系基因检测评估该患者是否存在遗传性肿瘤综合征。

心内科医生说

　　患者老年女性，发现心脏占位 3 个月余，UCG 提示心包腔内高回声团块,胸部 MRI 平扫 + 增强提示右心房壁及房间隔占位,血管肉瘤可能,侵犯上腔静脉,右冠状动脉受侵待排。肿瘤累及右心房和心包,可请心外科会诊,希望手术减瘤治疗同时取得病理标本,明确诊断,也为后续综合治疗赢得机会。

临床药师说

原发性心脏恶性肿瘤非常罕见,常见类型包括肉瘤、淋巴瘤及心包膜恶性肿瘤,以血管肉瘤最常见。原发性心脏血管肉瘤多发于右心房,单独进行 UCG 检查对其诊断价值有限,可同时行心脏 MRI、冠状动脉 CTA 和 PET/CT 以明确诊断。如有手术指征,手术切除无疑是优先选项,但血管肉瘤生长迅速、局部侵袭性高、易远处转移,术后还须联合化疗、放疗、靶向治疗等手段控制肿瘤进展。该患者合并糖尿病、重度肾功能不全,后续制定药物方案时如选择环磷酰胺、甲氨蝶呤时应加强监测。

临床诊疗经过

该患者心外科会诊考虑合并肾功能不全,目前体能状态不佳,不适合行心外科根治手术或病理活检。进一步完善外周血 ctDNA 基因检测,结果示患者存在 *PMS2* c.1882C>T p.R628* 胚系变异杂合型,为已知致病变异。结合患者家族病史,诊断明确为 Lynch 综合征,可考虑予免疫检查点抑制剂治疗。

病例亮点及难点

该患者右心房占位,临床考虑原发性心脏血管肉瘤可能。但该患者同时存在慢性肾功能不全,目前不适合行心外科手术治疗。该患者存在明确恶性肿瘤家族病史,考虑为遗传性肿瘤综合征。遗传性肿瘤综合征是由于遗传性原因导致的染色体和基因异常

(突变),特别是常染色体及其上的基因,患癌几率高是其主要特点,病理学上称之为遗传性肿瘤综合征,具有家庭聚集性、常染色体显性遗传、年轻时发病(<45 岁)、多原发肿瘤和罕见癌症的临床特点。临床上发现这样的患者需要进行胚系遗传基因筛查,并且对于突变携带者进行随访监控。该患者基因检测为存在 *PMS2* c. 1882C>T p. R628 * 胚系变异杂合型,为已知致病变异,最终诊断为 Lynch 综合征。Lynch 综合征是遗传性结直肠癌中最常见的一类常染色体显性遗传性疾病。其主要是由于错配修复(mismatch repair,MMR)基因(*MLH1*、*MSH2*、*MSH6* 和 *PMS2*)的胚系突变而致错配修复功能缺失造成。因此,Lynch 综合征患者的确诊主要依赖于血液标本的基因检测,对于临床上疑似 Lynch 综合征的患者,找到 MMR 基因的种系突变是其诊断的金标准。

（陈　洁）

47 右心房占位的原因

病 历 摘 要

患者,男,43岁。

主诉:发现右心房异常结构3个月余,心包积液2周。

现病史:患者于2020年12月2日因"体检发现右肺结节2天"至外院就诊。术前UCG提示:右心房增大;右心房内异常结构,假腱索? 未予特殊治疗。患者于2020年12月4日行全麻下胸腔镜右中肺结节楔形切除术,术后病理结果示:肺泡间隔增宽,慢性炎细胞浸润,局灶肺泡上皮非典型性增生。2021年2月下旬患者出现眼睑、双下肢水肿,2021年3月5日至外院就诊,BP:150/90 mmHg,UCG(2021-3-11)提示:大量心包积液;右心房增大;右心房内异常结构,假腱索? PET/CT(2021-3-16)示:右心房明显扩大,右心房上壁糖代谢异常增高灶

（36.9 mm×26.2 mm），恶性不能除外，心包大量积液。外院予以利尿治疗，患者水肿缓解后出院。为求进一步诊治，于 2021 年 3 月 24 日至我院肿瘤心脏病 MDT 门诊就诊。

既往病史：否认糖尿病等慢性病史。否认肝炎、结核等传染病史。否认外伤史。否认青霉素、磺胺类等药物过敏史。

专科查体：T：37℃，P：100 次/分，R：18 次/分，BP：136/66 mmHg。神清，一般情况可。双肺呼吸音清，无干、湿啰音。心率 100 次/分，律齐，未及明显杂音。腹软，无压痛及反跳痛，肝、脾肋下未及。双下肢无明显水肿。

辅助检查：

心肌标志物（2021－3－6）：CK、cTnT、肌红蛋白、CK－MB、NT－proBNP 均正常。

ECG（2021－3－6）：窦性心动过速；T 波异常（Ⅱ、Ⅲ、aVF）。

肿瘤标志物（2021－3－7）：CA 125：709.6 U/ml；余均正常。

风湿谱及自身抗体（2021－3－7）：阴性。

病原学检测（2021－3－11）：结核感染 T 细胞、结核杆菌 γ－干扰素、结核分支杆菌特异性检测（－）。

UCG（2021－3－24）：右心房增大，右心房占位；少量心包积液。

经食道心脏超声（2021－3－26）示：右房占位（图 47－1）。

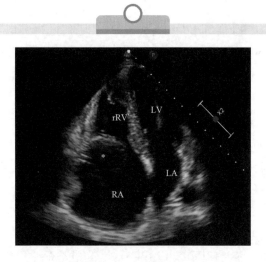

图 47 - 1　患者 UCG

注:LA,左心房;LV,左心室;RA,右心房;RV,右心室;＊,占位。

肿瘤内科医生说

　　该患者右心房有占位,PET/CT 提示右心房上壁糖代谢异常增高灶(36.9 mm×26.2 mm),恶性不能除外,其他部位未见异常糖代谢增高病灶。目前该患者实验室检查无结核、风湿结缔组织疾病依据,心房占位无明确病理提示为恶性肿瘤。由于 PET/CT 对于心脏检查敏感型欠佳,需要心脏 MRI 明确心脏占位与周围组织结构关系,必要时心外科行心房占位切除活检明确。

心内科医生说

　　右心房内异常占位的性质是决定患者后续治疗和预后的关

键。患者肺部结节已经病理排除恶性,目前 PET/CT 未发现其它部位病灶,需要 MRI 检查进一步掌握右心房占位的组织特征、范围及与周围的毗邻情况。心房常见的原发肿瘤包括良性的黏液瘤、脂肪瘤,也包括恶性的肉瘤及转移性肿瘤。心房占位通过影响血液循环引起水肿等心力衰竭表现,可以解释患者之前的症状。积极的处理策略是待 MRI 检查后,联系心外科切除占位并明确病理。

临床药师说

患者 3 个月前曾行肺结节切除术,术后病理提示炎性病变。UCG 及 PET/CT 提示右心房增大、内有异常结构伴糖代谢增高,但心肌标志物、肿瘤标志物、自身免疫抗体均为阴性。目前诊断恶性肿瘤证据不足,亦无其他基础疾病和常规服用药物,突然出现大量心包积液难以解释,有必要通过取得占位病理检查结果进行鉴别。

临床诊疗经过

根据以上综合会诊意见,患者完善心脏 MRI 检查。

心脏 MRI(2021－3－31):右心房内壁破口伴假腔形成(右心房壁夹层)机会大,假腔内血栓形成,余未见明显异常强化灶;建议结合胸部 CT 平扫＋增强检查(图 47－2)。

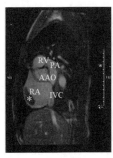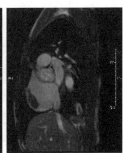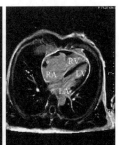

图 47－2　患者心脏 MRI

注:LA,左心房;LV,左心室;RA,右心房;RV,右心室;＊,占位。

患者 2021 年 4 月 9 日完善检查,冠状动脉造影示三支血管均通畅。患者于 2021 年 4 月 14 日行心脏肿瘤切除术。术中纵行切开心包,探查心包腔内无明显积液,左、右心房及左心室略增大;切开右房,探查见右房明显增大、膨隆,其内见飘带影及破口,形成假腔,可见血栓附着。遂完整切除肿物,取心包补片行右心房重建。术后患者伤口愈合良好,予以出院。2021 年 4 月 28 日冰冻病理结果回报为:间叶源性恶性肿瘤,于心肌间呈浸润性生长,核分裂象易见(约 50 个/10 HPF),可见灶性肿瘤性坏死,结合免疫组化结果,考虑为血管肉瘤,FNCLCC 分级Ⅲ级;$B-raf$ 基因第 15 外显子未检测到突变。

病例亮点及难点

术前患者经胸及经食道心脏超声均提示右心房占位的形态罕见,而患者 T‑spot、风湿谱、自身抗体均未见异常,该右心房占位的病理性质难以确定。外科手术直视下见右心房明显增大、膨隆,其内见飘带影及破口,形成假腔、血栓,较为罕见。术后经手术及病理证实右心房占位为血管肉瘤,但此次肿瘤的影像学表现不同于以往所报道的形态,通过手术及病理确证,为肿瘤专科医生后续治疗提供了依据。

(施根灵)

㊽ 纵隔肿瘤治疗后出现心包积液的原因

病历摘要

患者,男,34 岁。

主诉:发现胸腺瘤 4 个月,阵发性胸闷、心悸 1 个月。

现病史:患者于 2021 年 2 月 16 日因"胸闷、胸痛"至当地医院行胸部 CT 示:前纵隔占位伴双侧胸腔积液,遂在该院行胸腔穿刺置管引流及抗感染治疗。患者症状缓解后于 2021 年 2 月 18 日至我院住院治疗,2021 年 2 月 19 日胸部增强 CT 示:前纵隔软组织团块,胸腺瘤可能大。患者于 2021 年 2 月 20 日在全麻下行"(剑突下) VATS 纵隔病损切除术",术中见前纵隔巨大占位,累及心包,大小约 75 mm×50 mm,肿瘤与心包关系密切,纵隔胸膜、膈肌未见种植结节,心包前下区开窗 1.5 cm,术后病理结果示:(前纵隔占位)考虑胸腺瘤,B2 型。患者术后 2021 年 5 月 10 日开始于外院行术后辅助放疗。患者放疗后于 2021 年 5 月 17 日出现明显胸闷、心悸,自觉心跳快,急查胸部

CT、ECG、心肌酶谱未见特殊异常,予暂停放疗。患者症状持续不缓解,2021 年 5 月 19 日夜间出现发热,T:38°C,伴胸痛。2021 年 5 月 20 日患者早餐后 20 min 出现短暂上腹部剧烈疼痛、心前区疼痛,予急查腹部 B 超、腹部增强 CT,CT 提示双侧胸腔积液、心包积液,较前明显增多。当天患者转至我院住院治疗,2021 年 5 月 22 日给予胸腔穿刺引流、头孢盂多酯钠抗感染等治疗,一周后患者症状好转出院。患者至今未再放疗,2021 年 5 月 25 日复查 UCG:少量心包积液,室间隔舒张期抖动,考虑早期缩窄性心包炎改变。目前患者一般状态可,无发热,无胸闷、胸痛、气促、心悸,为明确下一步治疗方案来院肿瘤心脏病 MDT 门诊就诊。

既往病史:否认高血压、糖尿病、冠心病史。否认心血管病家族遗传史。否认肝炎、结核等传染病史。

专科查体:BP:132/70 mmHg,神清,气平,精神佳。全身皮肤无黄染,无肝掌、蜘蛛痣,全身浅表淋巴结无肿大。头颅无畸形,巩膜无黄染。颈软,气管居中,甲状腺未及肿大。胸廓无畸形,双肺呼吸音清,未及干、湿啰音。心前区无隆起,心界不大,心率 70 次/分,律齐,无杂音,腹部平软,无压痛及反跳痛,肝、脾肋下未及,肝、肾区无叩击痛,双下肢不肿。

辅助检查:

胸部 CT(2021 - 3 - 15):前纵隔占位切除术后改变,两肺炎症,两侧胸腔积液伴右肺膨胀不全。

心肌标志物(2021 - 5 - 22):cTnT:0.014 ng/ml;

NT－proBNP：1 188 pg/ml。

血常规（2021－5－22）：白细胞：10.61×10^9/L；中性粒细胞百分比：83.6%；红细胞：4.99×10^9/L；血红蛋白：142 g/L；血小板：245×10^9/L。C反应蛋白：293.9 mg/L。降钙素原：0.18 ng/ml。血培养（－）。

胸水常规（2021－5－22）：透明度：微浊；蛋白定性试验（＋）；红细胞：4 700/mm^3；白细胞：120/mm^3；多个核细胞：87%；单个核细胞：13%。

血常规（2021－5－24）：白细胞8.34×10^9/L；中性粒细胞百分比：82.2%；红细胞：4.46×10^9/L；血红蛋白：131 g/L；血小板：240×10^9/L。C反应蛋白：164.7 mg/L。

胸水常规（2021－5－24）：透明度：微浊；蛋白定性试验（＋）；红细胞：1 380/mm^3；白细胞：98/mm^3；多个核细胞：62%；单个核细胞：37%。

血常规（2021－5－25）：白细胞：5.34×10^9/L；中性粒细胞百分比：77.8%；红细胞：4.12×10^9/L；血红蛋白：137 g/L；血小板：286×10^9/L。

心肌标志物（2021－5－25）：cTnT：0.015 ng/ml；NT－proBNP：475 pg/ml。

床边胸片（2021－5－24）：纵隔术后，两肺渗出，两侧胸腔积液，总体较前（2021－5－22）片吸收。

UCG（2021－5－20）：少量心包积液，LVEF：61%。

UCG（2021－5－25）：少量心包积液，室间隔舒张期抖动，考虑早期缩窄性心包炎改变，LVEF：65%（图48－1）。

UCG（2021－6－9）：心室周围见低回声带包饶，室间隔舒张期早期抖动,结合病史考虑为早期缩窄性心包炎改变。

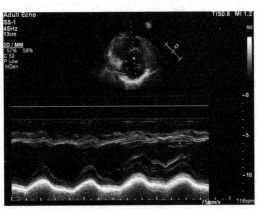

图 48 - 1　患者 UCG

注:M 型 UCG 示室间隔舒张期抖动。

肿瘤内科医生说

　　该患者为纵隔胸腺瘤 B2 型根治术后,术后辅助放疗期间出现双侧胸腔积液及心包积液,同时合并发热、胸痛等临床症状。患者胸水常规微浊;蛋白定性试验(+);红细胞:4 700/mm³;白细胞:120/mm³;多个核细胞:87%;单个核细胞:13%;C 反应蛋白:295.6 mg/L。该患者胸水蛋白定性实验阳性考虑为渗出液,白细胞中以多核细胞为主,考虑感染性浆膜腔积液可能大。患者予以抗炎性反应治疗后,症状缓解,胸水常规多核细胞比例下降,单核比例上升,更支持上述判断。考虑浆膜腔积液为感染性非放疗所致可能大。充分抗炎,待炎症指标正常后可考虑继续原辅助放疗。

心内科医生说

患者胸腺瘤,B2 型,术后放疗。放疗 7 天出现胸闷、心悸,第 9 天出现发热、胸痛,影像学检查提示双侧胸腔积液、心包积液。住院治疗期间查血白细胞、中性粒细胞百分比、C 反应蛋白、降钙素原升高,给予抗炎和胸腔引流后病情缓解,诊断为急性心包炎。从病程和临床治疗结果上考虑感染性心包炎可能性大,需要同肿瘤复发累及、放疗引起急性心包炎相鉴别。可进一步进行相关影像学评估以明确。

临床药师说

患者胸腺瘤行常规剂量放疗 1 周后出现明显胸闷、心悸,暂停放疗后症状持续不缓解,出现发热、胸痛、上腹痛、心前区疼痛,影像学检查提示双侧胸腔积液、心包积液,血液学检查感染相关指标升高。尽管从症状看符合放射性急性心包炎表现,但通常在心脏高剂量照射患者中易发,而该患者出现症状时累积放疗剂量偏低。术前提示肿瘤累及心包,可行胸部增强 CT 及胸腔积液穿刺引流后化验,排除肿瘤转移可能性。患者感染相关指标阳性,且经头孢菌素和头霉素治疗后明显好转,考虑心包炎与感染相关可能性较大。

临床诊疗经过

回顾病史及治疗经过,出院前生化、感染指标好转,考虑当时心包炎、胸腔积液与炎症感染有关。建议定期复查 UCG、胸水 B 超,感染相关指标,包括 C 反应蛋白、降钙素原。目前放疗无禁忌证。患者炎症指标正常后恢复原辅助放疗,定期复查,胸部 CT

（2021-9-7）：前纵隔术后，两肺未见活动性病变。UCG（2021-9-8）：室间隔舒张早期轻微抖动，建议随访。

病例亮点及难点

　　该患者纵隔肿瘤根治术后辅助放疗期间出现发热、胸痛合并心包及胸腔积液，临床考虑急性放射性心包炎、胸膜炎不能除外。心脏部位受放射线照射后使得心包受损，可称为放射性心包炎，常见临床表现为胸痛和心包积液。急性放射性心包炎多发生在放疗期间或放疗结束半年内，与心包受照射剂量相关，为无菌性炎症，治疗方式包括暂停放疗、休息、使用非甾体类消炎药以及类固醇类药物。该患者常规剂量放疗1周后出现明显胸闷、心悸，暂停放疗后症状持续不缓解，并且同时出现胸腔积液，胸腔积液常规提示为感染性积液，抗生素治疗后好转，故排除放射性急性心包炎。患者炎症好转后恢复放射治疗，后续随访也再未出现心包及胸腔积液。

（陈佳慧）

㊾ 肿瘤患者心包积液因何而起

病 历 摘 要

患者,女,38 岁。

主诉: 发现乳腺癌 6 年,胸闷、气促 2 个月余。

现病史: 患者 2014 年行右侧乳腺癌根治术,术后病理结果示浸润性导管癌,大小 2.2 cm×1.5 cm×1.5 cm,淋巴结 2/14。免疫组化:ER(85%+),PR(90%+),HER2(+)。患者术后行辅助化疗:EC 方案(表柔比星和环磷酰胺)4 周期序贯多西他赛 4 周期、术区及淋巴结引流区辅助放疗以及辅助内分泌治疗。患者内分泌治疗 2 年后自行停药。患者 2020 年 9 月复查,首次出现心包积液,当时夜间不能平卧,予以利尿对症治疗后好转。2020 年 11 月症状加重,复查 PET/CT:右乳癌术后放化疗后,心包和右侧胸腔积液,右侧锁骨及下颈部小淋巴结。患者 2020 年 12 月 3 日、2020 年 12 月 24 日予姑息一线化疗 2 周期:白蛋白紫杉醇 180 mg d1、d8 + 卡铂 200 mg d1、d8,每

3周一次,化疗后仍有胸闷气促不适。

既往病史:否认传染病史、其他手术史、外伤史及重要药物应用史。否认吸烟饮酒史。

专科查体:T:36.2℃,P:108次/分,R:19次/分,BP:92/70 mmHg。神清,对答可,气稍促,双肺呼吸音清。心界稍大,心率108次/分,律齐,心音低钝。腹部平软,无压痛及反跳痛,肝、脾未触及肿大,肠鸣音正常。颈静脉稍充盈,下肢不肿。

辅助检查:

UCG(2021-1-4):心包腔内见中至大量积液,分布于右心室前方,约3 mm;左室后方,约22 mm;左室侧方,约22 mm;右室侧方,约19 mm;右房顶处,约8 mm;心尖部,约18 mm;右室膈面,约20 mm。LVEF:65%(图49-1)。

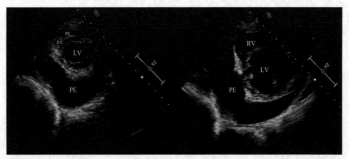

图49-1 患者UCG

肿瘤内科医生说

患者乳腺癌复发,出现心包积液、胸腔积液。姑息一线化疗后仍有胸闷、气促,UCG发现仍有中大量心包积液。患者乳腺癌复发首发症状为心包及胸腔积液,化疗后症状无缓解,首先需要评估肿瘤控制情况,初步评估是否为肿瘤进展所致心包积液。若患者疗效评估其他部位肿瘤控制良好,需行心包穿刺引流,明确心包积液性质,是否为肿瘤导致心包积液。

心内科医生说

患者乳腺癌复发,化疗后目前仍有中至大量心包积液。首先需要明确心包穿刺指征:①心包填塞,引流心包腔内积液,降低心包腔内压;②通过穿刺抽取心包积液,做生化测定,涂片寻找细菌和病理细胞,做结核杆菌或其他细菌培养,以鉴别诊断各种性质的心包疾病;③通过心包穿刺,注射抗生素等药物进行治疗;④保守治疗效果有限,仍有较多心包积液等。心包积液较为常见的原因是肿瘤性、感染性,心包穿刺可以缓解症状、协助病因诊断。

临床药师说

患者长期内分泌维持治疗过程中出现心包积液,考虑由内分泌治疗所致相关性较小。患者LVEF为65%,无左室收缩和舒张功能明显障碍,既往表柔比星、环磷酰胺、多西他赛引起迟发性心力衰竭可能性亦较小。建议首先完善相关检查,排除肿瘤复发转移浸润心脏的可能性。

临床诊疗经过

根据以上综合会诊意见,完善胸、腹、盆腔增强CT以及肿瘤标志物等检查,再次对患者原发肿瘤进行评估。患者同时接受了心包穿刺及置管引流。术后患者症状明显改善,心率下降至 78 次/分,血压恢复至 112/78 mmHg。心包积液发现肿瘤标志物升高,脱落细胞见肿瘤细胞,考虑肿瘤性心包积液。患者肿瘤评估胸腔积液较前减少,血检肿瘤指标较前降低,考虑抗肿瘤治疗有效,继续原方案化疗。患者化疗后定期随访,持续为少量心包积液。

病例亮点及难点

在心包穿刺前需要明确肿瘤全身负荷情况,以初步推测心包积液处理方案和是否需要调整抗肿瘤治疗。

该病例抗肿瘤治疗后心包积液缓解不明显,进一步检查明确心包积液为肿瘤性积液,考虑患者全身其他部位肿瘤控制良好,故行心包积液穿刺引流改善症状后,未调整抗肿瘤方案。若患者全身肿瘤评估为进展,则心包积液穿刺后需调整抗肿瘤治疗方案。

对于肿瘤合并心包积液患者,即使抗肿瘤治疗有效,也有部分患者需行心包积液引流,改善症状。

(廖　甜)

50 心包积液疗效欠佳怎么办

病历摘要

患者,男,56 岁。

主诉:确诊肺结缔组织恶性肿瘤 6 个月余,心包积液4 个月。

现病史:患者 2020 年 10 月无明显诱因出现咳嗽、咳痰,伴行走咳喘。2020 年 11 月 16 日外院检查发现肺占位,肺穿刺病理:考虑间叶源性肿瘤,有肌样分化。患者2020 年 12 月于外院再次行肺穿刺,结果示:具有肌样分化(非特指性)的间叶源性肿瘤,倾向恶性。免疫组化:PD‐L1(50% +)。患者于 2021 年 1 月 1 日开始姑息一线化疗:表柔比星 140 mg d1 + 特瑞普利单抗 240 mg d1 +安罗替尼 10 mg d1～d14 q3w,共 3 周期。患者 2021 年 3月 25 日评估疾病进展,更换二线化疗方案:白蛋白紫杉醇200 mg d1、d8 + 吉西他滨 1.7 g d1、d8 + 特瑞普利单抗240 mg d1 + 安罗替尼 10 mg d1～d14 q3w,共 5 周期。化疗后,患者自觉行走 300 米后即有气急表现,UCG(2021 - 6 - 9)示:中至大量心包积液,主动脉窦部增宽,患者自觉胸闷气喘明显,较前症状加重,今来院肿瘤心脏病 MDT 门诊就诊。

既往病史:否认冠心病、高血压、糖尿病等慢性疾病。

专科查体:神清,一般状态可,BP:120/80 mmHg,双肺呼吸音清,未及干、湿啰音,心率 90 次/分,律齐,无杂音,双下肢不肿。

辅助检查:

UCG(2021 - 6 - 9):左心室左外缘心包外见数个不均质回声,与心包关系密切;中至大量心包积液,主动脉窦部增宽,LVEF:56%(图 50 - 1)。

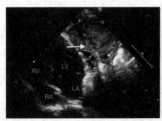
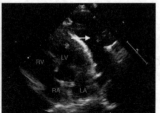

图 50 - 1　患者 UCG

注:LV,左心室;LA,左心房;RV,右心室;RA,右心房;箭头示占位。

心肌标志物(2021 - 7 - 5):cTnT:0.009 ng/ml;NT - proBNP:303 pg/ml。

ECG(2021 - 7 - 5):窦性心律,T 波改变。

肿瘤内科医生说

该患者肺穿刺病理诊断为具有肌样分化(非特指性)的间叶源

性肿瘤,目前双肺转移,姑息治疗为主。非特指性的间叶源性肿瘤目前并无标准治疗方案,考虑该患者免疫组化检测 PD – L1(50%＋),予以免疫检查点抑制剂联合抗血管靶向药物及蒽环类药物三联抗肿瘤治疗。患者治疗总体疗效不佳,疾病进展,出现胸闷、气喘症状,UCG 提示中至大量心包积液。患者疾病进展同时出现心包积液,考虑心包积液为肿瘤直接浸润心包所致,如出现心包填塞需要心包穿刺引流,积极处理原发肿瘤。

心内科医生说

首先需要明确心包穿刺指征:①心包填塞,引流心包腔内积液,降低心腔内压;②通过穿刺抽取心包积液,做生化测定,涂片寻找细菌和病理细胞、做结核杆菌或其他细菌培养,以鉴别诊断各种性质的心包疾病;③通过心包穿刺,注射抗生素等药物进行治疗;④保守治疗效果有限,仍有较多心包积液等。

心包积液较为常见的原因是肿瘤性、感染性,心包穿刺可以缓解症状、协助病因诊断。结合患者肿瘤病史,首先需要除外肿瘤性心包积液,但如心包积液较少,心包穿刺风险较大,且患者通常无心包填塞症状,可予对症处理,并定期随访 UCG。

临床药师说

患者先后接受免疫治疗＋靶向治疗＋化疗和免疫治疗＋化疗多线治疗,治疗过程中出现心包积液,考虑由相关药物所致可能性较小。而抗肿瘤治疗效果不佳,肿瘤多次进展,因此考虑肿瘤浸润心脏的可能性较大。目前暂无心包穿刺指征,如出现心包填塞时可行穿刺引流,送检明确病理。

临床诊疗经过

患者 UCG 示左心室左外缘心包外见数个不均质回声,与心包关系密切;中至大量心包积液。由于心包腔内左心室左外缘不均质回声占位为肿瘤侵犯所致,心包穿刺途径可能无法避开肿瘤,有肿瘤出血风险,暂未行心包穿刺。患者 2021 年 7 月 7 日复查评估为疾病进展,2021 年 7 月 30 日开始姑息三线第一周期化疗:哌柏西利 100 mg d1~d21 + 艾立布林 2 mg d1、d15 q4w。患者三线治疗后气促症状仍有加重,复查 UCG(2021 - 8 - 7):左心室左外缘心包外见数个不均质回声,与心包关系密切;主动脉窦部增宽;心包腔局限性积液。2021 年 8 月 7 日心内科会诊尝试行心包穿刺术,以剑下偏左为穿刺点,两次突破感后见暗淡红色液体流出,导引钢丝送入,扩皮,送入 Arrow 管,撤出钢丝后见搏动暗红色血性液体,床旁 UCG 检查未见明确导管位于心腔证据,操作过程中共约 30 ml 暗红色液体流出。与患者及家属沟通,考虑导管位于心腔不能除外,决定拔出引流管。患者抗肿瘤多线治疗失败,后续可予以最佳支持治疗。

病例亮点及难点

患者肿瘤治疗过程中发现心包积液,首先要排查是否因肿瘤疾病进展直接浸润心包所致,积极处理原发肿瘤是治疗的重中之重,同时随访 UCG,评估是否需要心包穿刺引流。肿瘤患者出现心包积液并非都需行心包穿刺,心包穿刺的目的主要是解除心包填塞、留取心包积液标本进行检测、心包内注射药物或经积极药物治疗心包积液仍较多等。累及心包多提示肿瘤进展至终末期,如患者抗肿瘤多线治疗失败,后续可予以最佳支持治疗。

(施根灵)

51 反复心包积液：未必是肿瘤心包转移

病史摘要

患者,男,62岁。

主诉:发现肺恶性肿瘤20个月,反复胸闷、气喘16个月。

现病史:患者2020年1月无明显诱因出现咳嗽,于2020年4月30日在外院行CT检查,发现右肺占位伴右锁骨淋巴结转移。患者2020年5月7日于外院行右锁骨上淋巴结穿刺活检术,细胞检查见恶性细胞,倾向转移性低分化腺癌,组织学病理提示:腺癌。基因检测提示:*EGFR19DEL + DEL790M* 突变,*KRAS*、*ROS1*、*ALK* 所测位点未见突变。患者于2020年5月19日起口服奥希替尼80 mg靶向治疗。2020年7月27日患者出现胸闷、气喘、呼吸困难症状,活动后加重,进一步完善ECG、UCG

及胸、腹水 B 超检查提示:心房颤动伴大量心包积液,合并胸、腹腔积液。患者进一步行心包积液穿刺引流术,心包积液细胞学检查考虑腺癌。予以心包腔灌注重组人血管内皮抑制素,继续口服奥希替尼靶向治疗后,多浆膜腔积液消失。患者后续予以奥希替尼联合贝伐珠单抗治疗。2021 年 6 月发现蛋白尿后停用贝伐珠单抗,继续使用奥希替尼单药治疗 4 个月。2021 年 11 月患者再次出现胸闷、气喘不适感,活动后更为明显,至外院就诊。2021 年 11 月 24 日 ECG 提示:心房颤动伴快速心室率,T 波低平,UCG 提示:心包后壁囊性包块,左心房增大,二尖瓣轻度关闭不全,三尖瓣关闭不全和左室舒张功能减退,予胺碘酮口服治疗。现为进一步治疗至肿瘤心脏病 MDT 门诊就诊。

既往病史:既往有高血压、糖尿病病史,发现心房颤动合并心包积液 1 年余,余特殊用药病史见现病史。

专科查体:心率:83 次/分,心房颤动心律,未闻及明显异常心音及心脏杂音,双下肢无明显水肿。

辅助检查:

心肌标志物(2021 - 11 - 25):cTnT:0.019 ng/ml;NT - proBNP:750.6 pg/ml。

UCG(2021 - 11 - 25):左心房后壁囊性包块;左心房增大;二尖瓣轻度关闭不全;三尖瓣轻度关闭不全;左心室舒张功能减弱,左心室收缩功能正常。

ECG(2021 - 11 - 25):心房颤动伴快速心室率;T 波低平(Ⅱ、Ⅲ、aVF);肢体导联低电压。

ECG(2021-11-30)：窦性心律；肢体导联低电压；T波改变(T波在Ⅰ、aVL、Ⅱ、V5、V6导联低平，浅倒置)。

UCG(2021-12-1)：心包腔内囊实性占位，结合病史考虑包裹性机化心包积液；双房增大，左心室舒张功能限制性改变，下腔静脉近端增宽，肝静脉扩张，符合心包缩窄超声改变；轻度二尖瓣反流(图51-1)。

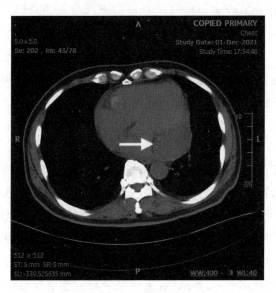

图 51-1 患者 UCG

注：箭头示心包腔内囊实性占位。

肿瘤内科医生说

该患者为晚期肺腺癌合并右锁骨上淋巴结转移，无手术根治机会，姑息治疗为主。肺癌基因检测提示 *EGFR19DEL* +

DEL790M 突变,姑息一线口服奥希替尼单药 80 mg qd。患者用药 2 个月后出现胸闷不适,进一步检查发现大量心包积液合并胸、腹腔积液,心包积液细胞学检查找到癌细胞,考虑腺癌。结合患者病史,考虑为肺腺癌合并多发浆膜腔(心包腔、胸膜腔、腹盆腔)转移。后续加用抗血管治疗后,患者浆膜腔积液好转。患者近期又出现胸闷不适,ECG 提示:心房颤动伴快速心室率,T 波低平。UCG 提示:心包后壁囊性包块。患者目前不适需同时考虑肿瘤及抗肿瘤治疗相关可能性。患者既往用药病史为抗血管治疗和奥西替尼,抗血管治疗有心血管不良反应发生风险,奥西替尼有引起Type2 型心脏毒性发生可能。但患者有心包转移病史,目前心包囊性包块与肺癌心包转移可能相关。考虑患者目前症状明显,可请心外科会诊,明确是否可行囊性占位切除缓解症状及明确病理,同时暂停目前抗肿瘤治疗。

心内科医生说

该患者有肺癌病史,曾经心包积液中找到癌细胞,UCG 提示:心包后壁囊性包块,出现阵发性心房颤动,发作时心房颤动伴快速心室率,伴随心肌标志物升高。心包囊性包块,发生在该患者,一元论需要考虑恶性肿瘤心包转移,但多为实质性占位,目前囊性包块难以解释,处理上应积极联系心外科,争取手术切除心包囊性占位,明确病理诊断,缓解症状,更重要是对后续治疗方案的制订起指导作用。

临床药师说

重组人血管内皮抑制素心包腔灌注或贝伐珠单抗静滴联合奥希替尼口服可以控制多浆膜腔积液,且心包积液细胞学检查曾发现癌细胞,考虑腺癌,都指向首次心包积液与肿瘤病史密不可分。

而停用抗血管生成治疗后，再次出现心包积液伴胸闷、气喘不适感和心房颤动伴快速心室率，仍首先考虑与肿瘤病史相关。但奥希替尼亦可导致心房颤动、心包积液，如能再行心包积液穿刺引流术或心包开窗术明确病理，有助于鉴别反复心包积液和心房颤动究竟与疾病还是和药物相关性更大。

临床诊疗经过

2021 年 12 月 1 日患者收入我院心外科，术前食道超声示：心包腔内囊实性占位，结合病史考虑包裹性机化心包积液。患者2021 年 12 月 3 日行胸腔镜心包开窗术，术中食道超声：左侧房室沟原囊性占位消失，该处局部增厚约 15 mm×8 mm，左心房、心室形态略饱满，收缩舒张活动未见明显异常。术中胸腔镜探查见包裹性心包积液位于左心室侧壁，切开心包，吸出血性心包积液约150 ml，仔细分离心包内纤维分隔，去除少许陈旧性血栓，切除部分侧壁心包组织进行病理学检查。2021 年 12 月 8 日心包组织病

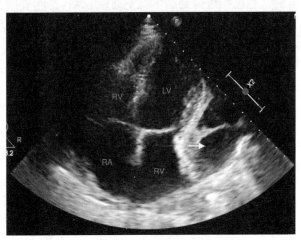

图 51 - 2　患者胸部 CT

注：箭头示心包腔内囊实性占位。

理:纤维囊壁组织,囊壁纤维组织增生胶原化,伴充血、出血。患者术后症状改善,2021 年 12 月 6 日术后复查 ECG:窦性心律;肢体导联低电压;T 波改变(T 波在Ⅰ、Ⅱ、aVL、V5、V6 导联低平,浅倒置)。术后予以呋塞米、螺内酯、琥珀酸美托洛尔、伊伐布雷定和培多普利氨氯地平治疗,定期密切随访。

病例亮点及难点

　　患者肺腺癌合并多浆膜腔积液,首先考虑积液与肿瘤相关。但奥希替尼亦可导致心房颤动、心包积液,如能再行心包积液穿刺引流术或心包开窗术明确病理,有助于鉴别反复心包积液和心房颤动究竟与肿瘤疾病累及相关亦或和药物治疗相关。本例患者在随访过程中发现心包囊肿,心外科手术直视下见心包内纤维分隔,去除少许陈旧性血栓,切除部分侧壁心包组织后进行病理学检查,提示纤维囊壁组织,囊壁纤维组织增生胶原化,伴充血、出血。综合考虑为机化性心包积液,患者术后症状改善、心房颤动控制。该患者幸运的是心包疾病得到手术及病理确认后,排除肿瘤心包原位转移,对患者全身抗肿瘤治疗方案的制订提供了有力证据。

(汪雪君)

52 乳腺癌与肥厚型心肌病：关注双心疾病

病历摘要

患者,女,64 岁。

主诉:左乳癌术后 1 个月余,心动过速 1 天。

现病史:患者 2021 年 6 月因左侧乳腺恶性肿瘤行手术治疗,肿瘤大小 2.5 cm×2 cm×1.5 cm,腋窝淋巴结 1/8 累及。术后病理:浸润性导管癌。免疫组化:ER(3 + ,90%), PR(+ , 5%), *HER2*(1 +), Ki67(+ , 5~10%),乳腺癌 21 基因检测:27 分。患者术后于 2021 年 7 月 15 日行 TC 方案(多西他赛和环磷酰胺)化疗:环磷酰胺 0.966 mg d1 + 多西他赛 120 mg d1 q3w。患者第 1 周期化疗后因心动过速至我院急诊就诊,查心室率 150 次/分,血压 80/56 mmHg。现为诊治心肌病和评估肿瘤治疗对心脏的影响,前来肿瘤心脏病 MDT 门诊就诊。患者近期夜眠不安,胃纳不佳,两便尚可。

既往病史:有肥厚型梗阻性心肌病史9年,口服美托洛尔、地尔硫卓、螺内酯、曲美他嗪治疗。

专科查体:家属代诊,未查体。

辅助检查:

UCG(2021-6-10):肥厚型梗阻性心肌病;左室流出道狭窄(轻度);主动脉瓣前向血流稍增快;左房增大;二尖瓣反流(少量);左室舒张功能减低。

心肌标志物(2021-7-22):cTnT:0.019 ng/ml;NT-proBNP:8 188.0 pg/ml。

ECG(2021-7-22):窦性心动过速,ST段改变(ST段在Ⅰ、Ⅱ、aVL、V4~V6导联呈水平型压低0.5~1 mm)(图52-1)。

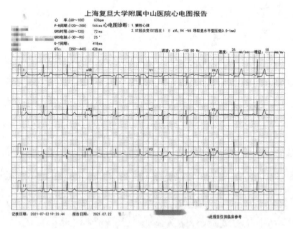

图52-1 患者ECG

ECG(2021 - 7 - 24):心房扑动呈 2∶1 房室传导,ST 段改变(ST 段在 V3～V6 导联呈水平型压低 0.5～1 mm)。

肿瘤内科医生说

该患者为乳腺癌根治术后,术后病理分期为 pT1N1M0,LumimalA 型。患者术后乳腺癌 21 基因检测达 27 分,为高危复发型,需完成后续辅助化疗。患者既往合并肥厚型梗阻性心肌病,TC 方案化疗后出现窦性心动过速及心房扑动发作,考虑心律失常与紫杉类药物相关性较大。患者近期夜眠不安,食欲不振,可心理科就诊,改善睡眠,对症处理。

心内科医生说

患者肥厚型梗阻性心肌病,曾在化疗后出现窦性心动过速及心房扑动,考虑与多西他赛有关,建议完善 24 小时动态心电图检查。考虑到紫杉类药物引起心律失常多为一过性,建议继续目前心内科药物治疗,在谨慎监护下给予抗肿瘤治疗。

临床药师说

患者 UCG 符合肥厚型梗阻性心肌病表现,ECG 则缺乏特异性表现。肥厚型梗阻性心肌病因心功能减退或心律失常可导致心悸,患者已接受 β 受体阻滞剂、钙通道阻断药、营养心肌药和利尿药治疗,患者合并肿瘤,手术治疗暂不考虑。紫杉类药物也可导致心悸,根据诺氏药物不良反应评估量表评估本例患者心律失常得分为 3 分,可能和多西他赛相关。

临床诊疗经过

患者后续心理科就诊,予以盐酸曲唑酮和草酸艾司西酞普兰治疗,近期复查 ECG 为窦性心律,心室率 70～80 次/分,未予特殊处理。

病例亮点及难点

本例患者基础存在肥厚型梗阻性心肌病,治疗上以控制心率为主,心率增快会导致胸闷、胸痛、头晕甚至晕厥。患者在化疗期间出现心律失常,不能除外多西他赛药物作用,考虑到紫杉类药物引起心律失常多为一过性,建议继续目前心内科药物治疗,控制心律失常,在谨慎监护下给予抗肿瘤治疗。本例患者同时合并心理疾病,属于"双心疾病",此时除了积极治疗心内科疾病,也需要协同心理治疗双管齐下,才能有助于心律失常等的改善。

（陈　洁）

53 一过性晕厥是何故

患者,男,72岁。

主诉:结肠癌、肾癌转移1个月,心肌标志物异常2天。

现病史:患者2018年因"排便习惯改变"起病,2019年7月我院肠镜检查示距肛缘20~25 cm可见一肿块,占肠腔1/3圈,肠镜病理结果示:(乙状结肠)腺癌。腹腔、盆腔增强CT示乙状结肠恶性肿瘤,左肾占位。患者2019年10月17日行"左肾癌根治术+直肠乙状结肠交界癌根治术",术后病理:(直肠、乙状结肠交界处)中分化腺癌;(左肾)透明细胞性肾细胞癌,肿瘤最大径7.3 cm,WHO/ISUP Ⅲ级。肠癌基因检测:*KRAS*、*NRAS*、*PIK3CA*、*BRAF*基因均野生型。患者术后口服卡培他滨3周期。患者定期复查,2021年4月9日上腹部增强MRI:乙状结肠恶性肿瘤病例,肝脏多发转移灶,门脉左支瘤栓;胰头恶性肿瘤待排。PET/CT(2021‑4‑13):结直肠恶性肿瘤、左肾恶性肿瘤综合治疗后,新增肝脏多发转移,门脉左支瘤栓形成,双肺多发转移。患者2021年4月22日行肝穿刺活检,肝穿刺病理(2021‑4‑22):符合转移性肾透明细胞癌。2021年4月29日开始予以培唑帕尼400 mg口服,患者服药2周后,夜间起夜时发生晕厥1次,伴大汗,躺下后好转,同时有乏力,血压最高160/95 mmHg。患者2021年5月12日查cTnT:0.024 ng/ml;NT‑proBNP:366.0 pg/ml。现为进一步评估,至肿瘤心脏病MDT门诊讨论。

既往病史:糖尿病史10余年,注射胰岛素,同时口服阿卡波糖,空腹血糖控制在10 mmol/L左右;高血压病史20余年,目前服用氨氯地平降压,血压控制在130/70 mmHg左右;患者2008年及2019年因"心肌梗死"行心脏支架手术,目前口服阿托伐他汀10 mg及阿司匹林100 mg。否认家族史、肝炎等传染病史。

专科查体:一般情况可,BP:104/69 mmHg,心率64次/分,律齐,两肺未闻及干、湿啰音,双下肢不肿。

辅助检查:

心肌标志物(2021‑5‑12):cTnT:0.024 ng/ml;NT‑proBNP:366.0 pg/ml。

生化指标:ALT:73 U/L;AST:90 U/L;肌酐:139 μmmol/L。

ECG(2021‑5‑12):窦性心动过缓,V1~V3导联呈QS及Qr型,Q波＞同导联r/4,请结合临床;左胸导联低电压T波改变(T波在Ⅰ、aVL、V5、V6导联倒置≤

4.5 mm),QTc 间期延长(图 53-1)。

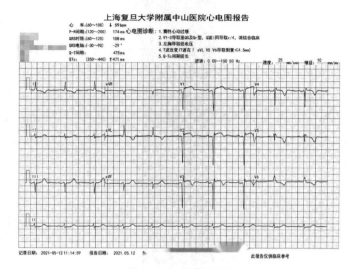

图 53-1 患者 ECG

ECG(2021-4-21):房室连接处心律,陈旧性前间壁心肌梗死伴 ST 段在 V1~V4 导联抬高≤1 mm,提示室壁瘤形成;ST 段改变(ST 段在 I、aVL 导联呈水平型压低 0.5 mm);T 波改变(T 波在 I、aVL、V5、V6 导联浅倒置)。

冠状动脉 CTA(2021-4-14):左前降支近段支架少许内膜增生;冠状动脉多发斑块,其中左前降支远段管腔中度狭窄,余病变管腔轻度狭窄(图 53-2);

UCG(2021-4-14):左心房室增大,左心室多壁段收缩活动异常;主动脉瓣钙化;室间隔基底段增厚,LVEF:55%。

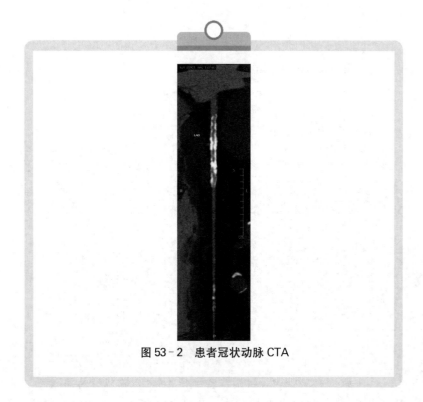

图 53－2　患者冠状动脉 CTA

肿瘤内科医生说

　　该患者为二元论肿瘤，同时患有肾脏透明细胞癌和结肠癌。患者初次诊断后同时行"左肾癌根治术＋直肠乙状结肠交界癌根治术"，术后卡培他滨辅助化疗。患者根治术后 18 个月随访发现肝转移，肝穿刺病理符合转移性肾透明细胞癌。目前该患者为肝肺多发转移，无再次根治手术机会，以姑息治疗为主。本次肝转移病理类型为肾透明细胞癌，故针对肾癌进行姑息治疗。晚期肾癌一线治疗中，抗血管生成治疗和/或免疫治疗均为首要选择。该患者一线选择培唑帕尼靶向药物,为指南推荐药物。培唑帕尼为多靶点抗血管生成药物,具有心血管不良反应。该患者本身合并慢性心血管疾病,靶向治疗期间可能叠加心血管不良事件发生,需进一步密切随访 ECG 及心肌损伤标志物动态变化。

心内科医生说

患者有高血压、糖尿病、明确的心肌梗死病史,已植入支架,平时正规用药。近期冠状动脉 CTA 示左前降支近段支架少许内膜增生;冠状动脉多发斑块,其中左前降支远段管腔中度狭窄,余病变管腔轻度狭窄。目前用药培唑帕尼,属于抗血管生成靶向药物,常见高血压、心功能不全、血管痉挛、出血、血栓、QT 间期延长等心血管毒性反应。本例患者以晕厥症状就诊,急诊 ECG 提示 V1～V3 ST 段抬高 1～2 mm,V4～V6 T 波倒置较前明显。追问患者晕厥前是半夜起床,有明确体位改变,伴大汗,躺下好转,无二便失禁情况。诊断上考虑为体位性低血压。患者虽无胸痛,但之后 ECG 出现 ST‐T 段改变,故不能完全排除血管痉挛,此外还需警惕有无恶性心律失常。临床诊断方面建议完善 12 导联心电图、24 小时动态心电图。治疗上加用针对血管痉挛的钙离子拮抗剂,并嘱咐体位改变需要减慢速度。

临床药师说

作为双原发肿瘤和合并三高基础疾病的患者,在治疗方案选择时存在较多禁忌,所幸患者目前结直肠癌情况相对稳定,以控制肾癌为主。舒尼替尼、培唑帕尼、阿昔替尼等均属于多靶点抗血管生成药物,患者用药后出现高血压(因使用降压药物夜间出现低血压),心功能储备情况一般(LVEF:55%),既往曾出现急性心肌梗死,在继续使用靶向治疗期间应密切监测。作为国际转移性肾癌数据库联盟(IMDC)中危患者,除靶向治疗外也可以考虑纯免疫治疗或免疫联合靶向治疗。

临床诊疗经过

患者停用氨氯地平,改用贝尼地平 4 mg bid。加用达格列净 10 mg qd 口服。日常生活注意体位性低血压,体位变化动作慢,防摔倒。如果服用靶向药物后血压升高,可加用替米沙坦 80 mg qd。目前肝损,停用阿托伐他汀,可给予依折麦布。患者心血管药物调整后,症状较前改善,继续培唑帕尼口服。患者 2021 年 10 月 7 日复查评估肿瘤控制稳定。

病例亮点及难点

患者同时患有肾脏透明细胞癌和结肠癌,作为双原发肿瘤和合并三高基础疾病的患者,在治疗方案选择时存在较多禁忌。所幸患者目前结直肠癌情况相对稳定,以控制肾癌为主。晚期肾癌一线治疗中,抗血管生成治疗和/或免疫治疗均为首要选择。培唑帕尼为多靶点抗血管生成药物,具有心血管不良反应,可出现高血压、心功能不全、血管痉挛、出血、血栓、QT 间期延长等心血管毒性反应,靶向治疗期间可能叠加心血管不良事件发生。

本例患者既往有高血压、冠心病、心肌梗死、冠状动脉支架植入术后、糖尿病病史,此次以晕厥就诊,除外常见晕厥原因,如低血糖、迷走反射、脑血管意外等,发现患者 ECG 出现 ST - T 段动态改变。因患者合并使用培唑帕尼治疗,故不能完全排除药物导致的血管痉挛,此外还需警惕有无恶性心律失常。

(牛倩文)

54 乳腺癌治疗后为何 cTnT 升高

病 史 摘 要

患者,女,61 岁。

主诉:乳腺癌术后 9 月余,活动后气促 3 月余。

现病史:患者于 2020 年 12 月 8 日在外院行左乳癌根治术。术后病理结果示:肿块大小 5 cm × 4.5 cm × 2.8 cm,浸润性导管癌、灶区呈浸润性微乳头癌形态,Ⅲ级,腋脉管侵犯(＋),淋巴结共 37/42(＋),免疫组化:ER(－)、PR(＋,中,40%)、HER2(3＋)、Ki－67(＋,35%)。患者术后予以 4 周期 EC 方案(表柔比星＋环磷酰胺),序贯帕妥珠单抗＋曲妥珠单抗＋白蛋白紫杉醇方案化疗,目前共完成 6 周期治疗,末次用药时间为 2021 年 7 月 31 日。患者 2021 年 8 月 31 日开始针对原发病灶及淋巴结引流区行辅助放疗。2021 年 6 月开始无明显诱因出现活动性气促,予以比索洛尔及伊伐布雷定治疗。2021

年 9 月 8 日查 cTnT：0. 239 ng/ml；CK‑MB 质量：28. 98 ng/ml；NT‑proBNP：115. 7 pg/ml；D‑二聚体：2. 11 mg/L。ECG：窦性心律，逆钟向转位。2021 年 9 月 9 日胸部 CT：两肺间质性炎症伴纤维化（两下肺为著），左侧胸腔极少量积液，建议治疗后随访。左乳术后改变。2021 年 4 月 19 日 UCG 示：左心房增大，LVEF：68%。现为进一步诊治来诊。

既往病史：否认高血压、肝炎病史；有糖尿病史 10 年余，口服二甲双胍 0.5 g tid，赖脯胰岛素注射液（具体剂量不详）皮下注射，血糖控制可。

专科查体：一般可，双下肢无水肿。

辅助检查：

病理结果示（2020‑12）：肿块大小 5.0 cm×4.5 cm×2.8 cm，浸润性导管癌、灶区呈浸润性微乳头癌形态，Ⅲ级，腋脉管侵犯（＋），淋巴结共 37/42（＋），免疫组化：ER（－），PR（＋，中，40%），*HER2*（3＋），Ki‑67（＋，35%）。

心肌标志物（2021‑9‑8）：cTnT：0. 239 ng/ml；NT‑proBNP：115. 7 pg/ml。

凝血功能：D‑二聚体：2. 11 mg/L。

ECG（2021‑9‑8）：窦性心律，逆钟向转位。

胸部 CT（2021‑9‑9）：两肺间质性炎症伴纤维化（两下肺为著），左侧胸腔极少量积液，建议治疗后随访。左乳术后改变。顺见胆囊结石（图 54‑1）。

UCG（2021‑4‑19）：左心房增大，LVEF：68%。

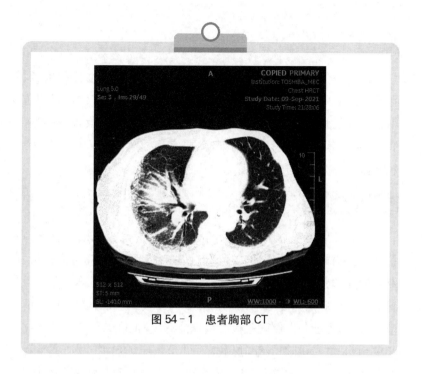

图 54 - 1　患者胸部 CT

肿瘤内科医生说

　　该患者为乳腺癌根治术后,术后分期 pT2N3M0,分子分型为 Luminal B 型(激素受体阳性 *HER2* 过表达型)。患者术后分期较晚,淋巴结阳性个数多,为高危复发风险人群,需接受规范术后辅助化放疗、靶向及内分泌治疗。患者辅助治疗中蒽环类药物、抗 *HER2* 大分子单克隆抗体及左侧胸部放疗均会对心脏有影响,且患者有糖尿病病史,为冠心病危险因素,心肌损伤标志物升高,需完善各项心脏检查评估心脏受损原因。

心内科医生说

这是一位乳腺恶性肿瘤术后辅助化疗序贯双靶治疗的患者，在治疗过程中出现心肌标志物升高。结合病史需要考虑抗肿瘤药物心肌损伤和肿瘤累及心脏情况，同时由于患者老年女性，有糖尿病史多年，存在冠心病危险因素，需要完善冠状动脉检查，排除心肌缺血。

临床药师说

患者近期出现心肌标志物 cTnT 升高，考虑心肌损伤可能为蒽环类药物慢性心脏毒性。环磷酰胺心血管不良反应报道较少，双靶治疗和紫杉类药物通常不会直接造成心肌损伤。鉴于患者目前已结束抗肿瘤药物治疗，随访 ECG 和 UCG 基本正常。存在活动后气促，可能与左侧胸腔极少量积液有关，也可能与紫杉类药物相关，有条件应排除冠状动脉病变可能，暂可予药物控制心室率和营养心肌。后续将左乳放疗，放疗可导致冠状动脉病变、瓣膜损伤、心肌损伤和心律失常，需警惕新发心血管事件或加重的可能。

临床诊疗经过

患者完善检查，2021 年 9 月 15 日冠状动脉 CTA 显示冠状动脉未见明显狭窄，肺动脉增宽，请结合 UCG。UCG（2021 - 9 - 10）：左心房增大，轻度肺动脉高压。考虑患者目前心肌损伤标志物升高，暂缓后续抗肿瘤治疗，予以氯沙坦、比索洛尔、达格列净、伊伐布雷定改善心室重构、控制心室率、降糖治疗。患者症状好转，后续心肌损伤标志物缓慢下降。

病例亮点及难点

cTnT 升高提示心肌损伤,原因很多,见于急性心肌梗死、心力衰竭、休克、肺栓塞及其他导致心肌损伤的疾病(如抗肿瘤治疗、胰腺炎、严重糖尿病酮症酸中毒、结缔组织疾病等),当患者肾功能异常时亦可出现升高。故而需要一一排查上述病因。

本患者近期出现心肌标志物 cTnT 升高,考虑心肌损伤为蒽环类药物心脏毒性可能大,抗 *HER2* 双靶治疗和左侧胸部放疗可能叠加了心脏不良反应。环磷酰胺心血管不良反应报道较少,紫杉类药物通常不会直接造成心肌细胞损伤,更易导致心脏传导系统异常。同时,结合患者年龄、合并疾病等高危因素,属于冠心病潜在人群,因此需要完善冠状动脉检查,排除冠心病。

(朱　玲)

55 肿瘤合并皮肌炎、肺动脉栓塞、下肢静脉血栓怎么办

病历摘要

患者,女,74岁。

主诉:皮疹5个月,加重2个月,发现肿瘤标志物升高2周余。

现病史:患者2021年2月接触油漆后出现颜面部及双眼眶周紫色红斑,伴前胸、后背及双上肢散在红斑,伴瘙痒、光过敏,伴口干、眼干、技工手,无发热、关节肿痛、口腔溃疡,无双下肢水肿、尿泡沫增多,否认雷诺现象,未就诊,症状持续存在。患者2021年4月干农活后症状逐渐加重,伴双眼眶周水肿性红斑,四肢乏力,梳头及蹲下起立不能完成,伴头晕,无胸闷、胸痛、呼吸困难、吞咽困难等,无偏身运动及感觉障碍。患者2021年6月11日于外院就诊,查血:CK:250 IU/L, CK - MB:25.7 IU/L, cTnT:

0.072 ng/ml;抗核抗体、JO-1、Scl-70、CENP B 等自身抗体阴性。肌电图:双上肢肌源性损害、双侧腕管综合征电生理表现。诊断为"皮肌炎待排"。患者至我院就诊,2021 年 6 月 26 日查 CA125:1 210 U/ml。2021 年 7 月 3 日 PET/CT:考虑为腹腔腹膜及大网膜恶性肿瘤可能。综合检查结果,高度考虑患者为肿瘤继发皮肌炎可能,予以甲泼尼龙 16 mg bid 联合羟氯喹治疗,皮疹较前好转。患者于 2021 年 7 月 20 日在我院行腹腔镜下活组织检查,术后病理:(腹腔肿物)腺癌,考虑生殖来源高级别腺癌。患者 2021 年 8 月 10 日查 D-二聚体:12.43 mg/L;超声检查见双侧胫后静脉内充满血栓。2021 年 8 月 11 日肺动脉 CTA 见两下肺动脉部分分支多发栓子形成,肺动脉干增宽。现患者为进一步诊治至肿瘤心脏病 MDT 门诊就诊。

既往病史:高血压病史 2 年余,口服左旋氨氯地平 5 mg qd;4 月前发现血糖升高,现三餐前皮下注射门冬胰岛素 10 U、10 U、12 U,睡前皮下注射甘精胰岛素 10 U。

专科查体:前胸壁及后颈可见散在红斑;双眼眶周可见水肿性红斑,全身浅表淋巴结无肿大。双下肢不肿,双侧足背动脉搏动可。四肢肌力Ⅳ+级,四肢脊柱无畸形,活动自如,余神经系统检查(-)。

辅助检查:

肌电图(2021-6-11):双上肢肌源性损害、双侧腕管综合征电生理表现。

心肌标志物(2021-6-11):CK:250 IU/L,CK-MB:25.7 IU/L,cTnT:0.072 ng/ml。

肿瘤指标(2021 - 6 - 26)：CA125：1 210 U/ml。

PET/CT(2021 - 7 - 3)：考虑为腹腔腹膜及大网膜恶性肿瘤可能。

凝血功能(2021 - 8 - 10)：D-二聚体：12. 43 mg/L。

超声检查(2021 - 8 - 10)：双侧胫后静脉内充满血栓。

肺动脉CTA(2021 - 08 - 11)：两下肺动脉部分分支多发栓子形成，肺动脉干增宽(图55 - 1)。

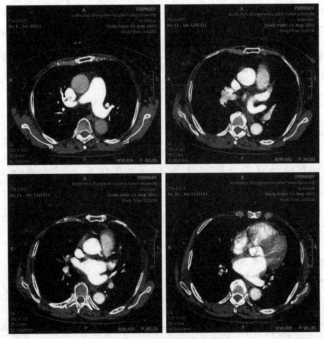

图 55 - 1 患者肺动脉 CTA

肿瘤内科医生说

患者诊断为卵巢高级别腺癌广泛腹腔盆腔种植转移,同时合并肿瘤相关性肌炎、肺动脉栓塞和双侧胫后静脉血栓形成。该患者目前多发合并症,为抗肿瘤相对禁忌证,但患者目前合并症均由肿瘤导致,无有效抗肿瘤治疗则肌炎及血栓无法缓解。卵巢癌化疗相对敏感,可考虑在目前抗凝、激素冲击治疗基础上,予以小剂量化疗,达到控制原发肿瘤及并发症的目的。

心内科医生说

该患者老年女性,发现皮肌炎合并腹腔腺癌,同时发现下肢静脉和肺动脉栓塞,抗肿瘤治疗前发现心肌标志物 cTnT 轻度升高。结合该患者病情,在鉴别诊断方面首先考虑是否由肺动脉栓塞引起或原有心脏疾病导致。建议回顾期间 ECG 变化,完善 UCG 检查,必要时查冠状动脉 CTA 以鉴别。

临床药师说

先不论患者肺动脉栓塞和双侧胫后静脉血栓的成因,该患者具有明确的抗凝治疗指征。临床常用的抗凝药物主要包括维生素 K 拮抗剂(华法林)、新型口服抗凝药(利伐沙班、阿哌沙班、达比加群等)和低分子量肝素(依诺肝素钠、那屈肝素钙、达肝素钠等)三大类。考虑到潜在的药物相互作用,建议可首选低分子量肝素。

临床诊疗经过

患者予以低分子肝素钙 0.1 ml/10 kg 体重 q12 h 皮下注射抗凝治疗,同时继续予以甲泼尼龙和羟氯喹口服。患者于 2021 年 8 月 12 日、2021 年 8 月 27 日、2021 年 9 月 14 日开始 TcP 方案化疗

3周期：白蛋白紫杉醇200mg d1 + 卡铂300mg q2w。2021年9月30日复查超声：左侧小腿腘静脉水平以下肌间静脉内见血栓，余下肢静脉血流通畅。2021年9月29日复查肺动脉CTA：较前（2021-8-11）肺动脉栓子基本吸收。2021年10月6日排除手术禁忌证后，于本院行肿瘤细胞减灭术（全子宫双附件切除 + 大网膜切除 + 直肠前壁病灶切除 + 乙状结肠系膜结节切除 + 小肠系膜病灶切除及电凝 + 右侧结肠旁沟腹膜切除 + 右侧前腹壁腹膜切除 + 左侧腹壁结节切除 + 肝膈面腹膜及肝肾隐窝腹膜切除及膈肌修补术）。术后病理：（新辅助化疗后，全子宫双附件）高级别腺癌，结合免疫组化结果，考虑高级别浆液性癌，累及双侧卵巢，未累及输卵管。

病例亮点及难点

本例患者病史隐匿，皮肌炎起病，皮肌炎患者中较多合并肿瘤性疾病，应在患者初诊及随访过程中定期排查肿瘤。本患者虽以皮肌炎起病，但病因是肿瘤的副癌综合征，故而治疗皮肌炎的关键是有效控制肿瘤，同时辅以风湿科专科治疗。

肿瘤患者高凝状态，查血 D-二聚体：12.43 mg/L，需要进一步排查血栓病变，本例患者有深静脉血栓形成（deep vein thrombosis，DVT）合并肺动脉栓塞（pulmonary embolism，PE），确诊后应对PE进行危险分层，根据分层情况决定治疗方案，其中最重要的是有效控制肿瘤、规范抗凝。

本例患者合并cTnT轻度升高，但无典型冠心病症状，属于低危人群，可动态随访cTnT、ECG，并回顾期间ECG变化，完善UCG检查，必要时查冠状动脉CTA以鉴别。

（吴巧燕）

图书在版编目(CIP)数据

肿瘤心脏病学真实世界病例索骥/葛均波,程蕾蕾主编.—上海:复旦大学出版社,
2022.8
ISBN 978-7-309-16242-4

Ⅰ.①肿… Ⅱ.①葛…②程… Ⅲ.①肿瘤-心脏病-病案-汇编 Ⅳ.①R730.6②R541

中国版本图书馆 CIP 数据核字(2022)第 101469 号

肿瘤心脏病学真实世界病例索骥
葛均波 程蕾蕾 主编
责任编辑/王 瀛

复旦大学出版社有限公司出版发行
上海市国权路 579 号 邮编:200433
网址:fupnet@fudanpress.com http://www.fudanpress.com
门市零售:86-21-65102580 团体订购:86-21-65104505
出版部电话:86-21-65642845
上海四维数字图文有限公司

开本 890×1240 1/32 印张 9.875 字数 239 千
2022 年 8 月第 1 版
2022 年 8 月第 1 版第 1 次印刷

ISBN 978-7-309-16242-4/R·1948
定价:78.00 元